U0210897

中医常见病针刀治疗图谱系列

四肢部

常见病针刀治疗图谱

主　编　郭长青　马薇薇　马　钊

副主编　吴　彤　芦　娟　郭　妍　王思明

编　者　（以姓氏笔画为序）

马　田　王树东　王美琴　安星燕

孙振杰　杜宁宇　何智菲　张伟夫

张振华　陈　晨　林惜玉　周怀东

赵　莉　赵瑞利　徐　菁　徐高磊

梁靖蓉

科　学　出　版　社

北　京

内 容 简 介

本书从临床实际入手,对临床上的肘、腕、膝、踝四肢部常见病针刀治疗做了系统介绍,每种疾病分别介绍临床表现、相关解剖及针刀具体操作等。为方便读者清楚了解针刀手法,保证实施安全,均配以局部解剖图和针刀施术图。

本书是根据针刀临床医师的实际情况"量身定做",内容浅显易懂,诊治思路明确。适合针刀临床工作者、骨伤科、针灸科医师,特别适合基层医师在临床实践中使用。

图书在版编目(CIP)数据

四肢部常见病针刀治疗图谱/郭长青,马薇薇,马钊主编.—北京:科学出版社,2017.8

(中医常见病针刀治疗图谱系列)

ISBN 978-7-03-053832-1

Ⅰ.①四… Ⅱ.①郭… ②马… ③马… Ⅲ.①四肢-常见病-针刀疗法-图谱 Ⅳ.①R245.31-64

中国版本图书馆 CIP 数据核字(2017)第 140391 号

责任编辑:高玉婷 / 责任校对:何艳萍
责任印制:肖 兴 / 封面设计:蔡丽丽

斜 学 出 版 社 出版

北京东黄城根北街 16 号
邮政编码:100717
http://www.sciencep.com

天津市新科印刷有限公司 印刷
科学出版社发行 各地新华书店经销

*

2017 年 8 月第 一 版 开本:787×1092 1/32
2017 年 8 月第一次印刷 印张:5 7/8
字数:137 000

定价:35.00 元
(如有印装质量问题,我社负责调换)

前　言

　　四肢关节疾病特别是运动系统的慢性损伤,是临床上的常见病和多发病,尤其在中老年人群中有较高的发病率。此类疾病往往病程较长、进展缓慢,发病初期症状轻微或时好时坏,容易被患者忽视而延误治疗,晚期则可严重影响患者的生活和工作。因此,社区医疗卫生工作者应重视此类疾病的康复治疗。本书参考大量文献并从临床实际出发,发现针刀治疗四肢关节疾病可以直击病变部位,有综合治疗、标本兼治、创伤小、疗程短、见效快等优势。

　　针刀疗法是指以针刀为工具,结合中医针灸理论和现代外科手术操作方法,参照生物力学、西医的生理学、解剖学及人体电生理线路等学说,用于临床治疗各类疾病的一种医疗技术。针刀既可以像针灸用针一样刺入人体内达到针灸的效果,又能在体内起到切割、剥离、松解等手术刀作用。针刀治疗具有简便、实用、有效等特点,同时其通过适宜的刺激作用于治疗点,调整人体气血以及自身的愈病潜能,从而达到治疗目的,是一种自然、绿色疗法。

　　针刀治疗以选取准确的治疗点为前提,各种治疗措施均是通过治疗点发挥作用。因此,掌握选取治疗点是应用针刀疗法的基础。能不能准确选取治疗点,直接关系到针刀治疗效果的优劣。本书以直观、简便、便于查阅的特点成为读者学习针刀治疗点的一个很好的工具。

　　学习好针刀医学诊治疾病,有一个循序渐进的过程。对于临床中常见的慢性疼痛类疾病的诊治，也有一个从简单到复杂的提高过程。如何帮助针刀医师较快地提高临床诊治水平，特别是对临床中最常见四肢关节疾病的诊疗，是笔者十分关心的一个课题。唐代药王孙思邈曾说："欲指取其穴，非图莫可。"就是说要想准确地选取治疗点，必须有图谱才行。随着现代医学的发展，人们已经能够绘制出了精确的人体解剖图。本书正是将针刀治疗点的体表定位与解剖学图谱相结合，使读者不仅能准确地选取治疗点的体表位置，更可以掌握治疗点局部的解剖，对针刀治疗点结构有全面的了解，便于针刀的临床应用。我们希望本书的出版，能对针刀疗法的普及和应用起到促进作用。同时感谢郑州卫生学校程明亮教授提供了部分图片。

北京中医药大学

郭长青教授

2017 年 2 月

目 录

第1章

肘部疾病的针刀治疗

第一节　肱骨外上髁炎

肱骨外上髁炎,俗称网球肘,一般认为是伸肌总腱起始部(即肱骨外上髁部)的损伤或撕裂产生无菌性炎症。起病缓慢,发病后肘外侧疼痛,可涉及前臂,患者会在用力抓握或提举物体时感到肘部外侧疼痛、握物无力,严重者握在手中的东西会自行掉落。

一、相关解剖

1. 肱骨外上髁

【体表定位】　当肘关节处于半屈曲状态,于肘关节的外侧可摸到肱骨小头上外侧较粗糙的骨性突起,即肱骨外上髁(图 1-1)。

【局部解剖】　肱骨外上髁位于肱骨下端的外侧,肱骨小头的外上方。外上髁未包于关节囊内,其前外侧有一浅压迹,为前臂伸肌总腱的起始部。其前方上部为桡侧腕长伸肌腱的起始部;在其后面,由上向下依次为桡侧腕短伸肌、指伸肌、小指伸肌、尺侧腕伸肌及旋后肌腱的起始部;其最内侧为肘肌的起点。肱骨外上髁的下部还有桡侧副韧带的起始部,并与桡侧腕短伸肌起始腱的纤维交织在一起。肱骨外上髁处有肱深动脉所发出的分支及桡神经的前臂背侧皮神经及由桡神经分出的肘肌支分支。肱骨外上髁的血供来源于肱骨滋养动脉的降支(图 1-2)。

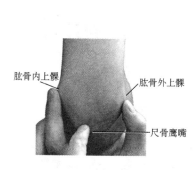

图 1-1　肱骨内、外上髁,尺骨鹰嘴

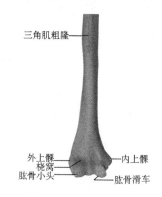

图 1-2　肱骨内、外上髁

　　2. 桡侧腕长伸肌

　　【体表定位】　定位桡侧腕长伸肌的近侧端附着处时,要求被检查者肘关节屈曲,腕关节伸直并外展,就能触摸到桡侧腕长伸肌在肱骨外侧缘、肱桡肌附着处下方大约 3 横指处的收缩活动。定位桡侧腕长伸肌肌腱时,检查者以手指置于第 2、第 3 掌骨基底的近侧,嘱被检查者伸腕,在桡侧可触到桡侧腕长伸肌腱,在尺侧可触到桡侧腕短伸肌腱。拇长伸肌腱从上述两肌腱的表面斜行越过,有时容易将它误认为腕伸肌。在握拳时伸腕,拇指及指骨间关节处于屈曲位,即可消除拇长伸肌腱的张力干扰(图 1-3)。

　　【局部解剖】　桡侧腕长伸肌为前臂肌后群浅层的肌肉,位于前臂桡侧缘,肌腹呈长纺锤形。起自肱骨外上髁上嵴和臂外侧肌间隔,向下移行为长腱,经伸肌支持带深面,止于第 2 掌骨底背面。桡侧腕长伸肌的作用是伸、外展腕关节(图 1-4)。

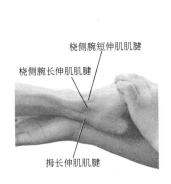

图 1-3　桡侧腕长、短伸肌

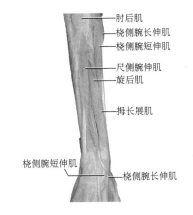

图 1-4　桡侧腕长、短伸肌，旋后肌

3. 桡侧腕短伸肌

【体表定位】　检查者以手指置于第 2、第 3 掌骨基底的近侧，嘱被检查者伸腕，在桡侧可触到桡侧腕长伸肌腱，在尺侧可触到桡侧腕短伸肌腱，见图 1-3。

【局部解剖】　桡侧腕短伸肌为前臂肌后群浅层的肌肉，位于桡侧腕长伸肌的深面，为棱形肌，肌束向下移行为长而扁的肌腱，下行于桡侧腕长伸肌的内侧，经伸肌支持带深面，止于第 3 掌骨底背面。桡侧腕短伸肌的作用是伸腕关节，见图 1-4。

4. 指伸肌

【体表定位】　前臂近侧部的指总伸肌位于桡侧腕长伸肌的后内侧，重复做伸腕和伸指的运动，能使指总伸肌肌腱更明显。在腕部，指总伸肌的 4 条肌腱和示指伸肌的肌腱共同位于一个骨纤维鞘内，由桡骨后面进入手的背面（图 1-5）。

【局部解剖】　指伸肌为前臂肌后群浅层的肌肉，位于桡侧腕短伸肌内侧，起自肱骨外上髁的伸肌总腱及前臂后面深筋膜，肌纤维向下移行为 4 条并排的长腱，经伸肌支持带深面，止于第

2～5中指中节、远节指骨底。指伸肌的作用是伸指、伸腕(图1-6)。

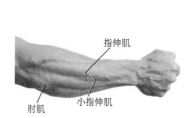

图 1-5　指伸肌

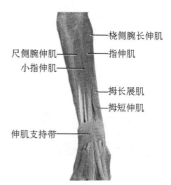

图 1-6　指伸肌、小指伸肌、尺侧腕伸肌

5．小指伸肌

【体表定位】　在肱骨外上髁高度,小指伸肌位于指总伸肌的内侧和尺侧腕伸肌之间的沟内,检查者只要放置示指在凹陷中,并要求被检查者反复伸小指,即可触摸到它的收缩。放置示指在指总伸肌肌腱的内侧和尺侧腕伸肌肌腱的外侧,即能触摸到小指伸肌的肌腱,反复伸小指的近节指骨(另两节屈曲)将有助于确定此肌腱(图1-7)。

【局部解剖】　小指伸肌为前臂肌后群浅层的肌肉,位于桡指伸肌内侧,肌腹细长,起自伸肌总腱,向下成为一细长腱,下行于指伸肌及小指肌腱的内侧,止于小指指背腱膜。小指伸肌的作用是伸小指、伸腕,见图1-6。

6．尺侧腕伸肌

【体表定位】　在肱骨外上髁高度定位指总伸肌以后,只要放置示指在它的内侧,并要求被检查者重复做腕关节的伸直和内收,就能感觉到手指下尺侧腕伸肌的收缩(图1-8)。

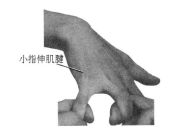

小指伸肌腱

图 1-7 小指伸肌

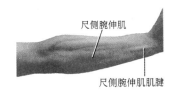

尺侧腕伸肌

尺侧腕伸肌肌腱

图 1-8 尺侧腕伸肌

【局部解剖】 尺侧腕伸肌为前臂肌后群浅层的肌肉,位于前臂背面的最内侧皮下,呈长棱形,起自肱骨外上髁的伸肌总腱和尺骨后缘,向下移行为长腱,经伸肌支持带深面,止于小指指背腱膜。尺侧腕伸肌的作用是伸小指、伸腕,见图1-6。

7. 旋后肌

【体表定位】 检查者放置一指或两指接触桡骨颈,被检查者先前臂旋前、肘关节屈曲 45°,然后进行快速、重复的前臂旋后,此时深层的旋后肌的收缩,能被检查者的手指触摸到(图1-9)。

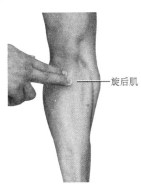

旋后肌

图 1-9 旋后肌

【局部解剖】 旋后肌为前臂肌后群深层的肌肉,起自肱骨外上髁、尺骨,止于桡骨前面上 1/3。旋后肌的作用是使前臂旋后,见图 1-4。

8. 肘肌

【体表定位】 为了易于触摸到肘肌,可先触摸到鹰嘴的外侧缘,然后紧贴着皮肤沿着前臂向下、向远侧,此时肘肌能在手指下触摸到。让被检查者做反复伸肘关节的运动,将能更好地感觉到此肌肌腹的收缩。肘肌位于外侧的尺侧腕伸肌肌腹和内侧的尺侧腕屈肌肌腹之间,见图 1-5。

【局部解剖】 由肱骨外上髁及髁上棘发出的肌肉虽多,但属于肘部者仅有肘肌,肘肌在形态上可以视为肱三头肌内侧头独立出来的部分。肘肌起于肱骨外上髁和桡侧副韧带,肌束向内下方,向后下走行止于尺骨鹰嘴的外侧面。肘肌的作用是协助肱三头肌伸肘,使肘关节完全伸直,可避免伸肘关节的时肘关节囊被挤压于鹰嘴窝,还有外展尺骨和增强关节囊的作用(图 1-10)。

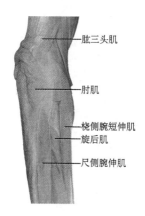

图 1-10 肘肌

二、病因病理

本病好发于经常做旋转前臂、伸屈肘关节工作者或运动的人，如打羽毛球、网球时的损伤，从事以前臂旋扭为多的工作、家务劳动的劳损等。

1. 肌肉的过度活动　在早期可引起腱下间隙的组织水肿，纤维性渗出，并开始血管增生及粘连形成。反复损伤及重复的病理改变使增生、粘连更为严重。

2. 积累性损伤　引起附着点肌腱内轻度撕裂和出血，在修复过程中机化、粘连、结瘢，甚至钙化、骨化，挤压该处的神经血管束而引起疼痛。

有研究者指出，在肱骨外上髁部有如爪状的神经末梢紧紧附着在外上髁的骨面上。这可能是肱骨外上髁产生顽固性疼痛的原因之一。

三、临床表现与诊断

1. 病史　一般无明显外伤史，但常有劳损史及运动损伤史，起病缓慢。

2. 疼痛　局部可有轻度肿胀，旋转前臂时疼痛，症状发作时疼痛加重，可持续性疼痛，有时向肘上、下放射。

3. 持物无力　手提重物时突然出现不可抑制的无力感而丢掉所持之物。

4. 压痛　外上髁、腱止点、桡骨小头、肱桡关节间隙处压痛，肱骨外上髁前下方联合腱处有压痛。伸腕肌近段部分可有肌间隔部位的明显硬韧、压痛处。

5. 活动功能　肘关节伸屈正常，但旋转受限明显。

6. 旋臂屈腕试验（Mill′s 试验）　肘屈曲、手握拳掌屈，然后前臂旋前，同时伸肘，此时肘外侧出现疼痛，为 Mill′s 试验阳性。

四、针刀操作

1. **体位**　患者仰卧位,肘关节屈曲90°,置于胸前。

2. **体表标志**

(1)肱骨外上髁:上臂远端外侧的骨隆起,屈肘时更明显,骨凸较内上髁稍小,见图1-1。

(2)尺骨鹰嘴:肘关节背面正中的最高骨性突起即尺骨鹰嘴。尺骨鹰嘴位于尺骨上端后面的骨性隆起,是肘关节背面正中的最高骨性突起。于肘关节的后方可清楚地触及,并随肘关节的前屈、后伸而上、下滑动,见图1-1。

(3)桡骨头:嘱被检查者肘关节屈曲90°,检查者可触及位于肱骨远端外侧的肱骨小头。检查者的拇、示指触摸到肱骨小头,然后紧贴着皮肤向远侧端移动,当触摸到肱桡关节的间隙以后,拇、示指可捏住桡骨头(如不能确定,可要求被检查者前臂旋前、旋后,这时检查者能感觉到桡骨头在手指下转动)或者患臂稍外展,屈肘90°,术者握住患者手,以对侧手中指、示指并列,中指尖压在肱骨外上髁骨突上,示指所指部位即为桡骨头。此时做旋转运动,可感到桡骨头在指下活动,桡骨头的内下方即为桡骨粗隆所在处(图1-11)。

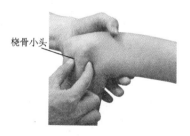

桡骨小头

图1-11　桡骨头

3. 定点

(1)肱骨外上髁骨凸压痛点定1点。

(2)肱骨外上髁骨凸上方定1点(肌间沟点)。肱骨外上髁上方10～20mm处,即肱三头肌与肱桡肌之间肌间的凹陷处的压痛点。

(3)肱骨外上髁骨凸前内侧定1点。近肘横纹外侧端的凹陷处,即桡侧腕长、短伸肌起始部的压痛点。

(4)肱骨外上髁骨凸后外侧定1点(肱桡关节囊点)。即肱骨外上髁骨凸与鹰嘴骨突间的凹陷处。

(5)肱骨外上髁骨凸下方定1点(骨凸下方25mm的凹陷处)。位于桡骨小头与尺骨鹰嘴两骨凸连线的中点,屈肘时为一凹陷,此为肘肌起始部覆盖桡骨小头和环状韧带的部位。

4. 操作

(1)肱骨外上髁骨凸点:刀口线与前臂纵轴平行,刀体与肱骨外上髁皮面垂直刺入,直达骨面,松开刀柄,任刀锋浮起,然后做纵行疏通,横行剥离。出刀后用棉球或无菌纱布按压针孔,创可贴覆盖针眼(图1-12)。

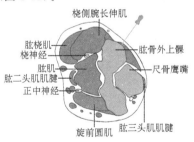

图 1-12　肱骨外上髁骨凸点

(2)肱骨外上髁上方点(肌间沟凹陷点):刀口线与肱骨纵轴平行,刀体与皮面垂直,快速刺入,直达骨面,然后纵行疏通,横行剥离,刀下有松动感出刀。出刀后用棉球或无菌纱布按压针孔,创可贴覆盖针眼(图1-12)。

(3)肱骨外上髁骨凸点前内侧点:刀口线与前臂纵轴平行,刀体与肱骨外上髁皮面垂直刺入,直达骨面,纵行疏通,横行剥离,刀下有松动感出刀。出刀后用棉球或无菌纱布按压针孔,创可贴覆盖针眼(图1-12)。

(4)肱骨外上髁骨凸点后近鹰嘴侧凹陷点:刀口线与前臂纵轴平行,刀体与肱骨外上髁皮面垂直刺入,直达骨面,纵行疏通,横行剥离,刀下有松动感出刀。出刀后用棉球或无菌纱布按压针孔,创可贴覆盖针眼(图1 12)。

(5)肱骨外上髁后外下点:刀口线与前臂纵轴平行,刀体与肱骨皮面垂直刺入,直达骨面。任刀锋浮起,然后做纵行疏通,横行剥离。出刀后用棉球或无菌纱布按压针孔,创可贴覆盖针眼(图1-12)。

五、手法操作

患者端坐位,医生站于对面,患者和医生以同侧的手互相握住,患者屈腕,前臂旋前,医生之手与之对抗,反复两三次,然后对抗屈肘几次即告结束。

六、注意事项

1. 肱骨外上髁炎3次针刀治疗可痊愈,若3次针刀治疗后无明显疗效,就应考虑是否合并颈椎病,再仔细询问病史,检查患侧上肢有无感觉过敏或感觉迟钝,如有颈椎病等其他表现,应按颈椎病进行针刀治疗。

2. 治疗后各治疗点用棉球或无菌纱布按压,创可贴覆盖针眼,要求24h内施术部位勿沾水,以免发生感染。

第二节 肱骨内上髁炎

　　肱骨内上髁炎俗称高尔夫肘、学生肘,是指手肘内侧的肌腱发炎疼痛。疼痛的产生是由于负责手腕及手指背向伸展的肌肉重复用力而引起的。患者会在用力抓握或提举物体时感到肘部内侧疼痛。肱骨内上髁炎常由损伤或劳损引起,表现为肱骨内上髁处及周围软组织疼痛。

一、相关解剖

1. 肱骨内上髁

　　【体表定位】 在肘关节的内侧可很容易摸到位于肱骨滑车内上方的肱骨内上髁,见图1-1。

　　【局部解剖】 肱骨的下端较宽扁,呈三角形,并微向前卷曲,与肱骨骨干的长轴形成一50°～80°的前倾角。肱骨的两端变宽而向两侧隆起的部分,称为肱骨内、外上髁。肱骨内上髁较大,突出显著,故易于皮下触及,但低于肱骨外上髁平面。与肱骨外上髁相同,肱骨内上髁亦位于关节囊外。肱骨内上髁前下的结构较粗糙,由上向下依次为旋前圆肌、桡侧腕屈肌、掌长肌及指浅屈肌的附着点,其后面最内侧的上方有尺侧腕屈肌附着,下方有尺侧副韧带附着。肱骨内上髁的后外侧部分较光滑,有一纵形的浅沟,称为尺神经沟,有同名神经走行于其内,该沟与肱骨内上髁、尺侧腕屈肌、尺侧副韧带等构成一管状结构,称为肘管,内有尺神经、尺侧返动脉等通过。尺神经于肘管的上方发出肘关节支,该神经在肘管处或在出肘管后发出肌支。肱骨内上髁的血供主要来自尺侧上、下副动脉及尺侧返动脉、骨间返动脉所发出的滋养动脉的降支,经肱骨内上髁的内侧与后侧进入内上髁部。肱骨内上髁的神经支配主要来自肌皮神经所发出的骨膜支,见图1-2。

2. 旋前圆肌

【体表定位】 首先触摸到肱二头肌肌腱内侧,要求被检查者紧握拳头、前臂旋前,就能感觉到旋前圆肌在手指下收缩,再沿旋前圆肌肌腹一直向远侧,就可触摸到它在桡骨外侧面中间1/3的附着处,它的行径是向下、向外倾斜的。要求被检查者握紧拳头、前臂旋前,将有助于定位(图1-13)。

【局部解剖】 旋前圆肌是前臂肌前群肌,起于肱骨内上髁、尺骨冠突,止于桡骨中部后外面。旋前圆肌的作用是前臂旋前、屈肘(图1-14)。

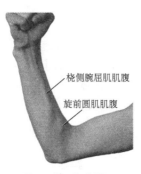

图1-13 旋前圆肌

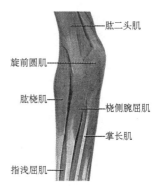

图1-14 旋前圆肌

3. 桡侧腕屈肌

【体表定位】 检查者示指施力于腕掌横纹桡侧,要求被检查者对抗阻力微曲腕关节并外展,即可观察到桡侧腕屈肌的远侧端肌腱,该肌腱位于前臂前面下1/3处肌腱中最外侧。桡侧腕屈肌肌腹可在其肌腱的近侧端延续处被触摸到,位于旋前圆肌的内侧(图1-15)。

【局部解剖】 桡侧腕屈肌是前臂肌前群肌,起于肱骨内上髁、前臂筋膜,止于第2掌骨底前面。桡侧腕屈肌的作用是屈肘、屈腕、手外展(图1-16)。

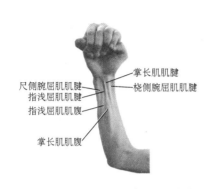

图1-15 桡侧腕屈肌、掌长肌、指浅
屈肌、尺侧腕屈肌

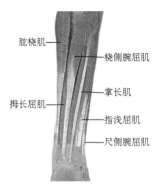

图1-16 桡侧腕屈肌、掌长
肌、指浅屈肌、尺
侧腕屈肌

4. 掌长肌

【体表定位】 要求被检查者的拇指与小指相对显示出掌长肌肌腱所形成的腱性突起,这条肌腱很长,占据了前臂前面下 2/3 的长度。掌长肌肌腹在其肌腱的近侧端延伸处,位于桡侧腕屈肌的内侧,是一块易变异的肌肉,见图1-15。

【局部解剖】 掌长肌是前臂肌前群肌,起于肱骨内上髁、前臂筋膜,止于掌腱膜。掌长肌的作用是屈腕、紧张掌腱膜,见图1-16。

5. 指浅屈肌

【体表定位】 由于指浅屈肌腱在腕前面的位置较深,通过体表观察不太明显,但当用力屈腕、屈指时,可清楚地触及,见图1-15。

【局部解剖】 指浅屈肌起点有肱尺头和桡头,肱尺头起自肱骨内上髁和尺骨冠突,桡头起自桡骨上 1/2 的前面,肌纤维向下移行为 4 条肌腱,经腕管入手掌,至手指后每腱分为两束,分别止于第 2 至第 5 指中节指骨底的两侧。指浅屈肌的作用是屈腕关节、掌指关节和第 2～5 指近侧指骨间关节,见图 1-16。

6. 尺侧腕屈肌

【体表定位】 要求被检查者前屈和内收腕关节,尺侧腕屈肌远端肌腱位于前臂前面最内侧,见图 1-15。

【局部解剖】 尺侧腕屈肌是前臂肌前群肌,起于肱骨内上髁、前臂筋膜,止于豌豆骨。尺侧腕屈肌的作用是屈腕、手内收,见图 1-18。

二、病因病理

1. 急性损伤 急性牵拉和慢性积累性劳损引起肌腱或肌纤维的撕裂,少量出血、充血、渗出、水肿形成瘢痕、粘连、肌腱挛缩,最后引起顽固性疼痛。

2. 慢性劳损 长时间操作电脑或伏案写字使肱骨内上髁受压,反复长期摩擦引起内上髁局部缺血,损伤尺神经分支的末梢。

三、临床表现与诊断

1. 病史 多见青壮年,有损伤史或劳损史。

2. 疼痛 肱骨内上髁疼痛,可呈酸胀、钝痛、刺痛。急性损伤可伴有肿胀,不能提重物、拧毛巾,第 4、5 指有间歇麻木感。慢性期则局部疼痛时轻时重,患手无力。

3. 压痛 触有粗糙不平感或可触及硬韧痛性结节。

4. 抗阻力屈腕试验 患者屈肘握拳,前臂贴在桌面上。检查者压住拳的掌侧面,对抗患者的屈指和屈腕,使前臂屈肌群紧张,出现内上髁处疼痛为阳性。

四、针刀操作

1. **体位** 患者仰卧位,肘屈 90°,肩外展 60°臂呈旋后位,肱骨内上髁可较好暴露。臂下垫以薄枕,将臂平放于枕上。

2. **体表标志**

(1)肱骨内上髁:在上臂远端内侧的骨隆起,屈肘时更明显,骨凸较外上髁稍大。在肘关节的内侧可很容易摸到位于肱骨滑车内上方的肱骨内上髁,见图 1-1。

(2)尺骨鹰嘴:肘关节背面正中的最高骨性突起即尺骨鹰嘴。尺骨鹰嘴是位于尺骨上端后面的骨性隆起,是肘关节背面正中的最高骨性突起,于肘关节的后方可清楚地触及,并随肘关节的前屈、后伸而上、下滑动,见图 1-1。

3. **定点** 肱骨内上髁压痛点,定 1 点。

4. **操作** 刀口线和屈肌的肌纤维走向平行,刀体与皮面呈垂直刺入,直达骨面。先纵行疏通,再横行剥离。有时在内上髁与尺神经沟相邻处有压痛,则可提起针刀,向内上髁的近中面进刀,紧贴内髁骨面行纵行疏通、横行剥离,范围不超过 0.5cm,松解开与尺神经周围粘连的组织,刀下有松动感后出刀(图 1-17)。

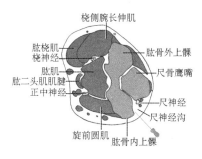

图 1-17 肱骨内上髁压痛点

— 15 —

五、手法操作

患者端坐位,医生以同侧手握住患者 2～5 指,让患者尽力屈肘屈腕,前臂内旋,医生与之对抗,反复做 2～3 次即可。

六、注意事项

1. 尺神经在肱骨内上髁内侧皮下走行,位置表浅。因此,针刀操作不可离开肱骨内上髁的近中面骨面,即使进入尺神经沟内,亦不应刺伤尺神经。如在施术过程中,患者前臂尺侧或者小指麻木,说明针刀碰到了尺神经,应将针刀退至皮下,稍调整角度后再进针刀。

2. 治疗后各治疗点用棉球或无菌纱布按压,创可贴覆盖针眼,要求 24h 内施术部位勿沾水,以免发生感染。

第三节　肱桡关节滑囊炎

桡肱关节滑囊即肱二头肌桡骨囊,位于肱二头肌止腱和桡骨粗隆前面之间,肱桡关节滑囊炎大多由肱桡关节滑液囊闭锁而成,主要表现为肘部疼痛。

一、相关解剖

1. 肱桡关节滑囊

【局部解剖】　肱桡关节滑囊即肱二头肌桡骨囊,位于肱二头肌止腱和桡骨粗隆前面之间,在肱桡肌深面的内侧,旋前圆肌的外侧面下缘,桡侧腕长伸肌的内侧面。此囊分泌滑液可滑润周围几条肌腱。前臂外侧皮神经在肱桡肌浅面,内侧缘有前臂外侧皮神经通过,肱桡肌的深面内侧缘有桡动脉和桡神经的分支行走(图 1-18)。

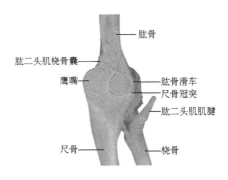

图 1-18　肱桡关节滑囊、尺骨鹰嘴、肘关节

2. 肱二头肌肌腱

【体表定位】　肱二头肌肌腱非常粗大,能毫无困难地在肘窝处触摸到。被检查者首先前臂旋后,然后对抗阻力地屈曲肘关节,将有助于触诊肱二头肌肌腱(图 1-19)。

【局部解剖】　肱二头肌呈梭形,起端有 2 个头,在肱骨下 1/3 处两头汇合成一个肌腹向下延续为肌腱,经肘关节前方,止于桡骨粗隆。

肱二头肌的主要功能是屈肘,当前臂处于旋前位时,能使其旋后,此外,还能协助屈上臂(图 1-20)。

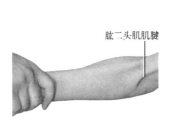

图 1-19　肱二头肌肌腱

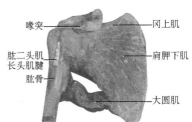

图 1-20　肱二头肌肌腱

二、病因病理

肘关节是活动最频繁的关节,其伸屈、内旋和外旋都有桡肱关节和桡肱关节滑囊周围的几条肌腱参与。因此该滑囊的摩擦劳损几率极高,急性期可产生充血水肿等改变,导致囊内压增高。迁延变成慢性劳损,可出现瘢痕粘连等变化,活动不利。在修复过程中容易将其向外排出滑液的通道堵塞,造成滑囊闭锁、膨胀,从而引起胀痛不适。

三、临床表现与诊断

1. **病史** 可无明显外伤史,可有积累性损伤史。

2. **疼痛** 局部表现为疼痛、隆起、压痛,肘部屈曲、旋转活动受限,以旋前引起的疼痛最剧。急性期疼痛可十分严重,夜间尤重,患者可彻夜不眠,抱肘踱步,痛苦不堪。慢性期则酸胀不适,症状持续存在,变换体位也不能减轻症状。

3. **压痛** 患肘伸直位,桡骨小头前内下方压痛明显,急性期可扪及囊肿样物,但屈肘位压痛可减轻。

4. **活动受限** 肘关节被动活动正常,主动活动可因疼痛受限。

5. **特殊检查** 前臂旋后抗阻力试验与腕背伸抗阻试验时,滑液囊均受压,故均为阳性,但 Mill's 试验呈阴性,可以与肱骨外上髁炎相鉴别。

四、针刀操作

1. **体位** 患者仰卧位,肘关节伸直,掌心向上,平放于治疗床上。

2. **体表标志**

(1)肱二头肌腱:该肌腱位于肘窝正中,为强有力的肌腱,可清楚扪及,其腱的外下方即为腱止点,该肌腱下端与桡骨粗隆之间有肱二头肌桡骨囊,见图 1-23。

（2）桡骨头：嘱被检查者肘关节屈曲 90°,检查者可触及位于肱骨远端外侧的肱骨小头。检查者的拇、示指触摸到肱骨小头,然后紧贴着皮肤向远侧端移动,当触摸到肱桡关节的间隙以后,拇、示指可捏住桡骨头（如不能确定,可要求被检查者前臂旋前、旋后,这时检查者能感觉到桡骨头在手指下转动。）或者患臂稍外展,屈肘 90°术者握住患者手,以对侧手中指、示指并列,中指尖压在肱骨外上髁骨突上,示指所指部位即为桡骨头。此时做旋转运动,可感到桡骨头在指下活动。桡骨头的内下方即为桡骨粗隆所在地,见图 1-11。

3. 定点　在桡骨粗隆的内上缘压痛点上定 1～2 点。

4. 操作

（1）急性期：以左手拇指在桡骨粗隆处将肱桡肌扳向桡侧,并沿深处掐下去,使肌分开,几乎可以扪及桡骨粗隆骨面。拇指压住骨突,刀口线平行肢体纵轴,刀体与皮面垂直,沿拇指甲边刺入皮肤,直接进入滑液囊,应有明确的落空感,并达骨面。左拇指稍抬起,但仍扳着肱桡肌内侧,以便于施术。切开剥离 2～4 刀即可（图 1-21）。

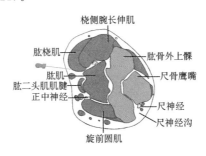

图 1-21　急性期

（2）慢性期：刀锋进入滑液囊时可能无落空感，所到之处应是较厚韧的滑液囊壁或骨面。切开滑液囊壁2～3刀后，予以纵行疏通、横行剥离，有松动感后出刀。

五、手法操作

急性期时，患者伸肘状态下，医生用双拇指挤压滑囊部位并再伸、屈肘关节数次，使积聚的滑液充分排除，达到彻底内引流的目的。慢性期则使粘连进一步松解。

六、注意事项

1. 肱二头肌桡骨囊滑囊炎治疗不可采取屈肘位，不符合捷径与安全的原则，易造成副损伤。进刀时，一定要将肱桡肌扳向外侧，再用拇指深掐下去，这样才能将沿肱桡肌内侧缘走行的前臂外侧皮神经、桡动脉和桡神经的分支扳至外侧，否则不易避开肘部重要血管、神经。

2. 治疗后各治疗点用棉球或无菌纱布按压，创可贴覆盖针眼，要求24h内施术部位勿沾水，以免发生感染。

第四节　尺骨鹰嘴滑囊炎

尺骨鹰嘴滑囊炎又称肘后滑囊炎，过去本病多发于矿工，故又称其"矿工肘"。发病时，患肢肘关节功能严重受限，尤其是在作屈伸运动时，肘后的疼痛尤为明显。针刀治疗有较好效果。

一、相关解剖

1. 尺骨鹰嘴滑囊

【局部解剖】　尺骨鹰嘴滑囊由3个滑液囊组成：①鹰嘴皮下囊，在尺骨鹰嘴和皮肤之间，最为表浅；②鹰嘴腱内囊，在肱三头肌肌腱内;③肱三头肌腱下囊,在肱三头肌和尺骨鹰嘴之间,鹰嘴腱内囊的深部,见图1-22。

2. 肱三头肌肌腱

【体表定位】 肱三头肌的远侧端肌腱通常是前后扁平的,也可以是椭圆条索状的,能在肘后部鹰嘴上面的肱三头肌肌腱附着处的前方摸到。肘关节对抗阻力后伸有助于触诊(图1-22)。

【局部解剖】 肱三头肌起点有3个头,长头以长腱起自肩胛骨关节盂的下方,向下行经大、小圆肌之间;外侧头起自肱骨后面桡神经沟的外上方的骨面;内侧头起自桡神经沟内下方的骨面,三头合成一个肌腹,以扁腱止于尺骨鹰嘴。浅层肌腱为长方形的腱板,会同深层纤维共同止于鹰嘴尖、后面及侧缘,并与尺骨骨膜及前臂背侧筋膜融合。桡神经发出肌支支配肱三头肌,伴行有肱深动脉,在肱骨肌管内分为前、后两支,前支称桡侧副动脉,与桡神经伴行穿外侧肌间隔;后支动脉称中副动脉,在臂后区下行,二者在肘部参与肘关节动脉网的组成。肱三头肌的主要作用是伸肘关节,长头还可后伸肩关节(图1-23)。

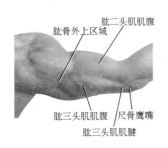

图1-22 肱三头肌肌腱

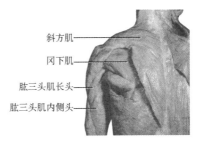

图1-23 肱三头肌肌腱

二、病因病理

在正常情况下,尺骨鹰嘴皮下囊、鹰嘴腱内囊和肱三头肌腱下囊可分泌滑液,润滑肱三头肌及有关筋膜。肘关节背面局部撞击可使滑囊发生急性损伤,滑液渗出增多,局部肿胀疼痛。待自我修复后,滑囊由于瘢痕闭锁不能正常分泌滑液而引起尺骨鹰嘴滑囊肿痛和肘关节滞动。肘部长期伏案磨损可引起积累性损伤,而使尺骨鹰嘴滑囊壁增厚、纤维化,局部轻度肿胀,皮下可有摩擦感或能触及块状韧性结节。

三、临床表现与诊断

1. **病史** 有外伤史或劳损史。

2. **疼痛** 肘关节背面疼痛,伸屈受限。

3. **压痛** 可在肘关节背面扪及囊样肿物,质软,有轻度移动感、波动感,压痛轻微。

4. **急性滑囊炎** 有撞击史,伤后疼痛,迅速肿胀。有局限性的边缘比较清晰的圆形凸出肿物。该部有压痛和波动,但肘部活动正常。

5. **慢性滑囊炎** 单纯腱下囊滑囊炎,肿胀症状显示于肱三头肌腱的两侧,腱两侧的腱旁沟消失,但不延及鹰嘴部位。腱下囊与皮下囊同时受累常伴有肱三头肌腱慢性损伤。肿胀不明显,囊壁常有肥厚感。肘关节抗阻力伸肘时疼痛,伸肘无碍。

6. **注意与肱三头肌肌腱炎和尺骨鹰嘴骨折相鉴别** 肱三头肌肌腱炎疼痛在肘关节背面,但无膨胀波动感,无囊样肿物,肱三头肌对抗阻力时疼痛加剧。尺骨鹰嘴骨折有明外伤史,疼痛剧烈,压痛明显,可触及骨擦音,结合 B 超检查对该病的诊断有很大帮助。

四、针刀操作

1. **体位** 仰卧位,患肢屈肘90°,将肘放于胸前,肘下与胸壁间垫以薄枕,使肘尖暴露清楚,施术方便。或将患侧手放于脑后,并将上臂垫稳,使鹰嘴暴露清楚。

2.体表标志 尺骨鹰嘴:肘关节背面正中的最高骨性突起即尺骨鹰嘴。尺骨鹰嘴位于尺骨上端后面的骨性隆起,是肘关节背面正中的最高骨性突起。于肘关节的后方可清楚地触及,并随时关节的前屈、后伸而上、下滑动,见图1-1。

3.定点

(1)皮下囊滑囊炎,定点于鹰嘴最突出部。

(2)腱下滑囊炎,定点于鹰嘴尖部的稍上方,鹰嘴与肱骨下端相交处的压痛点上,定1点即可。或定点于肱三头肌腱旁沟处,尺、桡侧压痛处各定1点。

4.操作

(1)皮下囊点:刀口线与肢体纵轴平行,刀体与皮面垂直。快速刺入皮肤、皮下组织,深入有落空感即已入皮下囊内。提起刀锋,切开囊壁2～4刀即可。再提起刀锋至皮下层,将刀体向一侧倾斜,几与皮面平行,向左(或右)推进10～15mm,在皮下层行通透剥离,皮下层松动后出刀。

(2)腱下滑囊点:1点(鹰嘴尖部的稍上方):刀锋直达鹰嘴骨面。调整刀锋到鹰嘴的上(尖)端,并透过肌腱达肱骨下端骨面,稍提起刀锋,切开2刀。然后任刀体自然"浮"起,再重新在浮起的高度上捏持刀柄,行纵行疏通与横行剥离,刀下有松动感后出刀;2点(肱三头肌腱旁沟处,尺、桡侧压痛):刀口线与肢体纵轴平行,刀体与臂下段皮面切线位平行,快速刺入皮肤皮下组织,直达骨面。提起刀锋至肱三头肌腱表面,然后切开滑液囊数刀。

五、手法操作

术者以双手握肘,双拇指正对皮下囊部位,进行挤压,务必使囊液尽量排出(体外或皮下),一般无须做加压包扎。嘱患者多做肘关节活动,以助炎症吸收。

六、注意事项

1. 在鹰嘴部针刀操作应无危险性,但要注意,针刀不可刺入尺神经沟中或尺神经干上。

2. 皮下囊施术时切开滑液囊的外壁即可,切口要大,以便引流通畅。

3. 对腱下滑液囊的治疗关键在于深囊与腱之间的粘连,故以剥离为主。

4. 治疗后各治疗点用棉球或无菌纱布按压,创可贴覆盖针眼,要求 24h 内施术部位勿沾水,以免发生感染。

第五节　肘　内　翻

肘关节的外翻角消失,并有内翻角形成时,称为肘内翻畸形,该畸形可影响肘关节的正常功能活动。肘内翻最常见原因为肱骨髁上骨折,约占 80%。肱骨远端全骨骺分离和内髁骨骺损伤、肱骨内髁骨折复位不良、陈旧性肘关节脱位也可造成肘内翻。

一、相关解剖

1. 肱骨内上髁

【体表定位】　在肘关节的内侧可很容易摸到位于肱骨滑车内上方的肱骨内上髁。位于肱骨下端内侧,大而突出,可清楚扪及,见图 1-1。

【局部解剖】　肱骨的下端较宽扁,呈三角形,并微向前卷曲,与肱骨骨干的长轴形成一 50°～80° 的前倾角。肱骨的两端变宽而向两侧隆起的部分,称为肱骨内、外上髁。肱骨内上髁较大,突出显著,故易于皮下触及,但低于肱骨外上髁平面。与肱骨外上髁相同,肱骨内上髁亦位于关节囊外。肱骨内上髁前下的结构较粗糙,由上向下依次为旋前圆肌、桡侧腕屈肌、掌长肌及指浅屈肌的附着点。其后面最内侧的上方有尺侧腕屈肌附着,下方有尺侧副韧带附着。肱骨内上髁的后外侧部分较光滑,有一纵形的浅沟,称为尺神经沟,有同名神经走行于其内,该沟与肱骨内上髁、尺侧腕屈肌、尺侧副韧带等构成一管状结构,称为肘管,内有尺神经、尺侧返动脉等通过。尺神经于肘管的上方发出肘关节支,该神经在肘管处或在出肘管后发出肌支。肱骨内上髁的血供主要来自尺侧上、下副动脉及尺侧返动脉、骨间返动脉所发出的滋养动脉的降支,经肱骨内上髁的内侧与后侧进入内上髁部。肱骨内上髁的神经支配主要来自肌皮神经所发出的骨膜支,见图1-2。

2. 肱骨外上髁

【体表定位】 当肘关节处于半屈状态,于肘关节的外侧可摸到肱骨小头上外侧较粗糙的骨性突起,即肱骨外上髁,见图1-1。

【局部解剖】 肱骨外上髁位于肱骨下端的外侧,肱骨小头的外上方。外上髁未包于关节囊内,其前外侧有一浅压迹,为前臂伸肌总腱的起始部。其前方上部为桡侧腕长伸肌腱的起始部;在其后面,由上向下依次为桡侧腕短伸肌、指伸肌、小指伸肌、尺侧腕伸肌及旋后肌腱的起始部,其最内侧为肘肌的起点。肱骨外上髁的下部还有桡侧副韧带的起始部,并与桡侧腕短伸肌起始腱的纤维交织在一起。肱骨外上髁处有肱深动脉所发出的分支及桡神经的前臂背侧皮神经及由桡神经分出的肘肌支分支。肱骨外上髁的血供较还来源于肱骨滋养动脉的降支,见图1-2。

3. 尺骨鹰嘴

【体表定位】 肘关节背面正中的最高骨性突起即尺骨鹰嘴,见图1-1。

【局部解剖】 尺骨鹰嘴位于尺骨上端后面的骨性隆起,是肘关节背面正中的最高骨性突起。于肘关节的后方可清楚地触及,并随时关节的前屈、后伸而上、下滑动,见图1-22。

4. 桡骨头

【体表定位】 嘱被检查者肘关节屈曲90°,检查者可触及位于肱骨远端外侧的肱骨小头。检查者的拇、示指触摸到肱骨小头,然后紧贴着皮肤向远侧端移动,当触摸到肱桡关节的间隙以后,拇、示指可捏住桡骨头(如不能确定,可要求被检查者前臂旋前、旋后,这时检查者能感觉到桡骨头在手指下转动)。或者患臂稍外展,屈肘90°,术者握住患者手,以对侧手中指、示指并列,中指尖压在肱骨外上髁骨突上,示指所指部位即为桡骨头。此时做旋转运动,可感到桡骨头在指下活动。桡骨头的内下方即为桡骨粗隆所在地,见图1-11。

【局部解剖】 嘱被检查者肘关节屈曲90°,检查者可触及位于肱骨远端外侧的肱骨小头。检查者的拇、示指触摸到肱骨小头,然后紧贴着皮肤向远侧端移动,当触摸到肱桡关节的间隙以后,拇、示指可捏住桡骨头(如不能确定,可要求被检查者前臂旋前、旋后,这时检查者能感觉到桡骨头在手指下转动)(图1-24)。

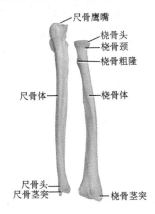

图 1-24 桡骨头

5. 提携角

【局部解剖】　正常肘关节完全伸直时,前臂与上臂的纵轴线形成一向外翻的交角,该角的补角称为提携角,其正常值为10°～15°。若外翻角在10°以内时,称为肘内翻。

6. 肘关节

【局部解剖】　肘关节是由肱骨下端与尺、桡骨上端构成的复合关节,包括肱尺关节、肱桡关节和尺桡近端关节共 3 个关节。肱尺关节由肱骨滑车和尺骨滑车切迹构成,属于滑车关节;肱桡关节由肱骨小头和桡骨关节凹构成,属于球窝关节;尺桡近段关节由桡骨环状关节面和尺骨桡切迹构成,属于车轴关节。正常的肘关节,伸直时尺骨鹰嘴的隆起与肱骨内、外上髁位于同一直线上,屈肘时此三点即形成一个底边在上的等腰三角形的 3 个顶点。

各关节共同包绕在一个关节囊内,关节囊的前后壁相对松弛,以关节囊的后壁最为薄弱,特别是后部与肱三头肌紧邻的部分最薄,仅有保护关节内滑液的作用。两侧壁较厚而且紧张,并有韧带加强。主要包括尺侧副韧带、桡侧副韧带、桡骨环状韧带、方形韧带等。其中尺侧副韧带位于关节囊的尺侧,呈扇形分布,起于肱骨内上髁,向下扩展,止于尺骨滑车切迹内侧缘;桡侧副韧带呈扇形,短而坚韧,位于关节囊的桡侧,起于肱骨外上髁,止于桡骨环状韧带。桡骨环状韧带位于桡骨环状关节面的周围,止于尺骨桡切迹的前、后缘,与尺骨桡切迹共同构成一个上口大、下口小的漏斗形骨纤维环。桡骨环状韧带包绕桡骨头及颈部,不允许其向下滑脱,但是在 8 岁以下的小儿,桡骨环状韧带虽呈圆筒状,但桡骨头较小,用力牵拉前臂时有将桡骨头由环状韧带拉出的危险,许多桡骨头脱臼的小儿,即因前臂收到过度牵拉而发生。方形韧带位于桡尺近侧关节的下方,由尺骨的桡切迹远侧缘伸展到桡骨颈的内侧。肘关节属于铰链型关节,关节面的形态特殊,不易移位。

肘关节的运动有伸屈及前后旋两类运动。使前臂屈曲的肌肉主要肌肉为肱二头肌及肱肌,使前臂伸直的主要肌肉有肱三头肌,肘肌有协助作用,使前臂旋前的肌肉主要有旋前圆肌和旋前方肌,两者皆可单独具有强力的旋前作用,使前臂旋后的肌肉主要有旋后肌和肱二头肌,旋后肌的作用在前臂伸直时更大些,肱二头肌的旋后作用在肘微屈时更大些。在充分旋前的姿势下,桡侧腕长伸肌及肱桡肌皆有引致旋后的作用。

肘关节的血液供应来自围绕肘部的血管网,肘关节的神经支配来自正中神经、尺神经、桡神经及肌皮神经。

二、病因病理

1. **肱骨髁上骨折**　为最常见的原因,约占整个肘内翻的80%。有人报道肱骨髁上骨折并发肘内翻发生率可达30%～57%。多数学者认为发生原因是由于骨折远端向内侧倾斜所致。研究表明,骨折后复位不良、内侧骨质压缩嵌插、骨折外侧端分开及骨折远端内旋扭转是引起骨折远端内侧倾倒的主要原因。

2. **肱骨远端全骨骺分离和内髁骨骺损伤**　该损伤易产生骨骺早闭或肱骨内髁缺血坏死,使得内髁生长缓慢或停止,导致肘内翻。

3. **肱骨内髁骨折复位不良。**

4. **陈旧性肘关节脱位。**

5. **脑瘫等先天性疾病引起的先天畸形。**

三、临床表现与诊断

1. **内翻畸形**　患者肘部以下的前臂呈内翻样改变。

2. **上臂外展**　前臂伸屈、旋转功能无障碍,行走时,由于前臂与手部常因碰撞身体而带来不便,患者通常会外展前臂。

3.辅助检查　X线检查可见肘部提携角明显消失,肘内翻畸形显著,肱骨小头的中点常位于桡骨纵轴线内侧。

四、针刀操作

1.体位　患者仰卧位,肩关节外展90°,前臂旋后位。

2.体表标志

(1)肱骨内上髁:在肘关节的内侧可很容易摸到位于肱骨滑车内上方的肱骨内上髁,见图1-1。

(2)肱骨外上髁:当肘关节处于半屈状态,于肘关节的外侧可摸到肱骨小头上外侧较粗糙的骨性突起,即肱骨外上髁,见图1-1。

(3)尺骨鹰嘴:肘关节背面正中的最高骨性突起即尺骨鹰嘴。尺骨鹰嘴位于尺骨上端后面的骨性隆起,是肘关节背面正中的最高骨性突起。于肘关节的后方可清楚地触及,并随肘关节的前屈、后伸而上下滑动,见图1-1。

3.定点

(1)在肱骨内上髁及附近定1～2点,松解屈指屈腕肌起点及尺侧副韧带起点。

(2)在上臂前侧中下1/3交界处定1点,松解肱肌起点。

(3)在尺骨上端内侧定1点,松解肱肌止点。

(4)在尺骨鹰嘴尖侧定1点,松解肱三头肌止点。

(5)在肱骨外上髁及附近定1～2点,松解肘关节外侧高应力点。

4.操作

(1)肱骨内上髁点:刀口线与前臂纵轴平行,刀体与皮面垂直。快速刺入皮肤、皮下组织,达肱骨内上髁骨面。在骨面上铲剥2刀,范围不超过0.5cm,以松解屈指屈腕肌起点的粘连和瘢痕。然后贴骨面向后下,当刀下有韧性感时,即到尺侧副韧带起点的后侧,在骨面上铲剥2刀,范围范围不超过0.5cm,再退针刀至尺骨内侧髁顶点。然后贴骨面沿肱骨内上髁远端行进,刀下有韧性感时,即到尺侧副韧带起点,在骨面上铲剥 2 刀。范围不超过 0.5cm(图 1-25)。

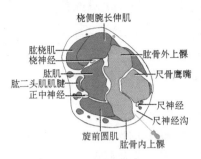

桡侧腕长伸肌

肱桡肌
桡神经
肱肌
肱二头肌肌腱
正中神经

肱骨外上髁
尺骨鹰嘴
尺神经
尺神经沟
旋前圆肌
肱骨内上髁

图 1-25　肱骨内上髁点

(2)上臂前侧中下 1/3 交界点:刀口线与前臂纵轴平行,刀体与皮面垂直。快速刺入皮肤、皮下组织,达肱骨下段骨面。在骨面上纵行疏通、横行剥离 2 刀,范围不超过 1cm(图 1-26)。

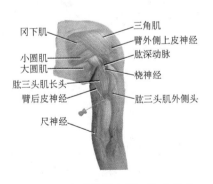

冈下肌

小圆肌
大圆肌
肱三头肌长头
臂后皮神经

尺神经

三角肌
臂外侧上皮神经
肱深动脉
桡神经
肱三头肌外侧头

图 1-26　上臂前侧中下 1/3 交界点

（3）尺骨上端内侧点：刀口线与前臂纵轴平行，刀体与皮面垂直。快速刺入皮肤、皮下组织，达尺骨上端内侧骨面。在骨面上纵行疏通、横行剥离2刀，范围不超过1cm，然后调转刀口线90°，向上铲剥2～3刀，范围不超过0.5cm（图1-27）。

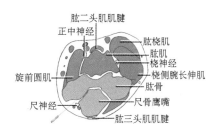

肱二头肌肌腱
正中神经
旋前圆肌
尺神经
肱桡肌
肱肌
桡神经
桡侧腕长伸肌
肱骨
尺骨鹰嘴
肱三头肌肌腱

图 1-27　尺骨上端内侧点

（4）尺骨鹰嘴尖点：刀口线与前臂纵轴平行，刀体与皮面垂直。快速刺入皮肤、皮下组织，达尺骨上鹰嘴尖骨面。在骨面上纵行疏通、横行剥离2刀，范围不超过1cm，然后调转刀口线90°，向上铲剥2～3刀，范围不超过0.5cm（图1-28）。

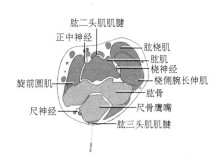

肱二头肌肌腱
正中神经
旋前圆肌
尺神经
肱桡肌
肱肌
桡神经
桡侧腕长伸肌
肱骨
尺骨鹰嘴
肱三头肌肌腱

图 1-28　尺骨鹰嘴尖点

（5）肱骨外上髁点：刀口线与前臂纵轴平行，刀体与皮面垂直。快速刺入皮肤、皮下组织，达肱骨外上髁骨面。在骨面上铲剥2刀，范围不超过0.5cm，以松解伸指伸腕肌起点的粘连和瘢痕。然后退针刀至外侧髁顶点，贴骨面沿肱骨外上髁远端行进，刀下有韧性感时，即到肘肌起点，在骨面上铲剥2刀。范围不超过0.5cm（图1-29）。

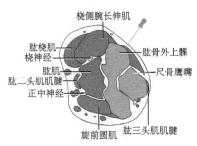

桡侧腕长伸肌

肱桡肌
桡神经
肱肌
肱二头肌肌腱
正中神经

肱骨外上髁

尺骨鹰嘴

旋前圆肌 肱三头肌肌腱

图1-29　肱骨外上髁点

五、手法操作

患者坐位，一助手固定前臂上段，一手掌顶在肘关节外侧，做肘关节外展活动数次，在屈肘关节外展到达最大位置时，再做一次弹拨手法。

六、注意事项

1. 对畸形严重、粘连瘢痕面积大、范围宽的患者，可隔3～7d再做针刀松解，进针刀点不能在同一位置，与上次进针刀点间隔0.5～1cm。

2. 治疗后各治疗点用棉球或无菌纱布按压，创可贴覆盖针眼，要求24h内施术部位勿沾水，以免发生感染。

第六节 肘外翻

正常肘关节完全伸直时有一轻度外翻男性约 10°,女性约 15°,这个外翻角称为提携角。若这个角度增大,提携角超过 15°～20°,即前臂过于外展,称为肘外翻畸形。

一、相关解剖

1. 肱骨内上髁

【体表定位】 在肘关节的内侧可很容易摸到位于肱骨滑车内上方的肱骨内上髁,位于肱骨下端内侧,大而突出,可清楚扪及,见图 1-1。

【局部解剖】 肱骨的下端较宽扁,呈三角形,并微向前卷曲,与肱骨骨干的长轴形成一 50°～80° 的前倾角。肱骨的两端变宽而向两侧隆起的部分,称为肱骨内、外上髁。肱骨内上髁较大,突出显著,故易于皮下触及,但低于肱骨外上髁平面。与肱骨外上髁相同,肱骨内上髁亦位于关节囊外。肱骨内上髁前下的结构较粗糙,由上向下依次为旋前圆肌、桡侧腕屈肌、掌长肌及指浅屈肌的附着点。其后面最内侧的上方有尺侧腕屈肌附着,下方有尺侧副韧带附着。肱骨内上髁的后外侧部分较光滑,有一纵形的浅沟,称为尺神经沟,有同名神经走行于其内,该沟与肱骨内上髁、尺侧腕屈肌、尺侧副韧带等构成一管状结构,称为肘管,内有尺神经、尺侧返动脉等通过。尺神经于肘管的上方发出肘关节支,该神经在肘管处或在出肘管后发出肌支。肱骨内上髁的血供主要来自尺侧上、下副动脉及尺侧返动脉、骨间返动脉所发出的滋养动脉的降支,经肱骨内上髁的内侧与后侧进入内上髁部。肱骨内上髁的神经支配主要来自肌皮神经所发出的骨膜支,见图 1-2。

2. 肱骨外上髁

【体表定位】 当肘关节处于半屈状态,于肘关节的外侧可摸到肱骨小头上外侧较粗糙的骨性突起,即肱骨外上髁,见图1-1。

【局部解剖】 肱骨外上髁位于肱骨下端的外侧,肱骨小头的外上方。外上髁未包于关节囊内,其前外侧有一浅压迹,为前臂伸肌总腱的起始部。其前方上部为桡侧腕长伸肌腱的起始部;其后面,由上向下依次为桡侧腕短伸肌、指伸肌、小指伸肌、尺侧腕伸肌及旋后肌腱的起始部;其最内侧为肘肌的起点。肱骨外上髁的下部还有桡侧副韧带的起始部,并与桡侧腕短伸肌起始腱的纤维交织在一起。肱骨外上髁处有肱深动脉所发出的分支、桡神经的前臂背侧皮神经及由桡神经分出的肘肌支分支。肱骨外上髁的血供较还来源于肱骨滋养动脉的降支。

3. 尺骨鹰嘴

【体表定位】 肘关节背面正中的最高骨性突起即尺骨鹰嘴,见图1-1。

【局部解剖】 尺骨鹰嘴位于尺骨上端后面的骨性隆起,是肘关节背面正中的最高骨性突起。于肘关节的后方可清楚地触及,并随肘关节的前屈、后伸而上下滑动,见图1-22。

4. 提携角

【局部解剖】 正常肘关节完全伸直时,前臂与上臂的纵轴线形成一向外翻的交角,该角的补角称为提携角,其正常值为$10°\sim15°$。若外翻角在$10°$以内时,称为肘内翻。

5. 肘关节

【局部解剖】 肘关节是由肱骨下端与尺、桡骨上端构成的复合关节,包括肱尺关节、肱桡关节和尺桡近端关节共3个关节。肱尺关节由肱骨滑车和尺骨滑车切迹构成,属于滑车关节;肱桡关节由肱骨小头和桡骨关节凹构成,属于球窝关节;尺桡近段关节由桡骨环状关节面和尺骨桡切迹构成,属于车轴关节。正常的肘关节,伸直时尺骨鹰嘴的隆起与肱骨内、外上髁位于同一直线上,屈肘时此三点即形成一个底边在上的等腰三角形的3个顶点。

各关节共同包绕在一个关节囊内,关节囊的前后壁相对松弛,以关节囊的后壁最为薄弱,特别是后部与肱三头肌紧邻的部分最薄,仅有保护关节内滑液的作用。两侧壁较厚而且紧张,并有韧带加强。主要包括尺侧副韧带、桡侧副韧带、桡骨环状韧带、方形韧带等。其中尺侧副韧带位于关节囊的尺侧,呈扇形分布,起于肱骨内上髁,向下扩展,止于尺骨滑车切迹内侧缘;桡侧副韧带呈扇形,短而坚韧,位于关节囊的桡侧,起于肱骨外上髁,止于桡骨环状韧带。桡骨环状韧带位于桡骨环状关节面的周围,止于尺骨桡切迹的前、后缘,与尺骨桡切迹共同构成一个上口大、下口小的漏斗形骨纤维环。桡骨环状韧带包绕桡骨头及颈部,不允许其向下滑脱,但是在7~8岁以下的小儿,桡骨环状韧带虽呈圆筒状,但桡骨头较小,用力牵拉前臂时有将桡骨头由环状韧带拉出的危险,许多桡骨头脱臼的小儿,即因前臂收到过度牵拉而发生。方形韧带位于桡尺近侧关节的下方,由尺骨的桡切迹远侧缘伸展到桡骨颈的内侧。肘关节属于铰链型关节,关节面的形态特殊,不易移位。

肘关节的运动有伸屈及前后旋两类运动。使前臂屈曲的肌肉主要肌肉为肱二头肌及肱肌,使前臂伸直的主要肌肉有肱三头肌,肘肌有协助作用,使前臂旋前的肌肉主要有旋前圆肌和旋前方肌,两者皆可单独具有强力的旋前作用,使前臂旋后的肌肉主要有旋后肌和肱二头肌,旋后肌的作用在前臂伸直时更大些,肱二头肌的旋后作用在肘微屈时更大些。在充分旋前的姿势下,桡侧腕长伸肌及肱桡肌皆有引致旋后的作用。

肘关节的血液供应来自围绕肘部的血管网,肘关节的神经支配来自正中神经、尺神经、桡神经及肌皮神经。

二、病因病理

1. 肱骨内外髁骨折未能及时复位或复位不良、肱骨外髁骨骺早闭或缺血性坏死及未经复位或复位不良的肘关节脱位均可致肘外翻。

2. 肱骨内髁骨折引起肘外翻则是由于肱骨内髁过度生长所致,未经复位或复位不良的肘关节脱位。

3. 桡骨小头切除后,其发生肘外翻的原因是由于切除桡骨小头后桡骨近端重要的机械阻挡作用消失,使肘关节和前臂生物力学发生异常。

4. 脑瘫等先天性疾病引起的先天畸形。

三、临床表现与诊断

1. 外翻畸形 患者肘部以下的前臂呈外翻样改变,但前臂伸屈、旋转功能无障碍。

2. 感觉迟钝、肌无力 患者常将患肢处于屈肘旋前位,以减轻肘外翻畸形的外观。肘关节外翻严重时,可引起类似于迟发性尺神经炎的病状,如手部尺神经分布区域皮肤感觉的迟钝或刺痛,可有尺侧腕屈肌萎缩以及肌无力的表现。肘外翻严重可引起骨性肘关节炎。

3. 辅助检查 X线检查可见肘部提携角明显过大。

四、针刀操作

1. 体位 患者仰卧位,肩关节外展90°,前臂旋后位。

2. 体表标志

(1)肱骨内上髁:在肘关节的内侧可很容易摸到位于肱骨滑车内上方的肱骨内上髁。位于肱骨下端内侧,大而突出,可清楚扣及。内上髁后方,骨面光滑,它的近中面有一纵行浅沟为尺神经沟,内有尺神经通过。内上髁前下面粗糙,为旋前圆肌、桡侧腕屈肌、掌长肌、指浅屈肌、尺侧腕屈肌及尺侧副韧带的附着部,见图1-1。

(2)肱骨外上髁:当肘关节处于半屈状态,于肘关节的外侧可摸到肱骨小头上外侧较粗糙的骨性突起,即肱骨外上髁,见图1-1。

(3)尺骨鹰嘴:肘关节背面正中的最高骨性突起即尺骨鹰嘴。尺骨鹰嘴位于尺骨上端后面的骨性隆起,是肘关节背面正中的最高骨性突起。于肘关节的后方可清楚地触及,并随肘关节的前屈、后伸而上下滑动,见图1-22。

3. 定点

(1)在肱骨外上髁及附近定1~2点,松解肘关节外侧高应力点。

(2)在肱骨内上髁及附近定1~2点,松解屈指屈腕肌起点及尺侧副韧带起点。

(3)在肱骨外上髁近端2~3cm处定1点,松解肱肌止点。

(4)在上臂后侧正中中下1/3交界处定1点,松解肱三头肌内侧头下部的粘连和瘢痕。

(5)在上臂前侧中下1/3交界处定1点,松解肱肌起点。

4. 操作

(1)肱骨外上髁点:刀口线与前臂纵轴平行,刀体与皮面垂直。快速刺入皮肤、皮下组织,达肱骨外上髁骨面。在骨面上铲剥2刀,范围不超过0.5cm,以松解伸指伸腕肌起点的粘连和瘢痕,然后退针刀至外侧髁顶点,贴骨面沿肱骨外上髁远端行进,刀下有韧性感时,即到肘肌起点,在骨面上铲剥2刀。范围不超过0.5cm(图1-30)。

(2)肱骨内上髁点:刀口线与前臂纵轴平行,刀体与皮面垂

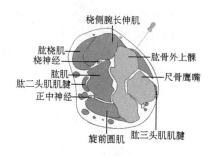

图 1-30　肱骨外上髁点

直。快速刺入皮肤、皮下组织,达肱骨内上髁骨面。在骨面上铲剥 2 刀,不超过 0.5cm,以松解屈指屈腕肌起点的粘连和瘢痕。然后贴骨面向后下,当刀下有韧性感时,即到尺侧副韧带起点的后侧,在骨面上铲剥 2 刀,范围不超过 0.5cm,再退针刀至尺骨内侧髁顶点。然后贴骨面沿肱骨内上髁远端行进,刀下有韧性感时,即到尺侧副韧带起点,在骨面上铲剥 2 刀。范围不超过 0.5cm(图 1-31)。

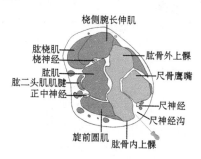

图 1-31　肱骨内上髁点

　(3)肱骨外上髁近端 2～3cm 处:刀口线与前臂纵轴平行,刀体与皮面垂直。快速刺入皮肤、皮下组织,达肱骨外侧髁上嵴骨面,在骨面上纵行疏通、横行剥离 2 刀,范围不超过 1cm,然后调转刀口线 90°,向前铲剥 2 刀,范围不超过 0.5cm(图 1-32)。

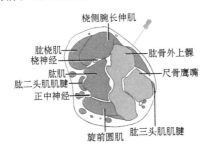

图 1-32　肱骨外上髁近端 2～3cm 处

(4)上臂后侧正中中下 1/3 交界处:刀口线与前臂纵轴平行,刀体与皮面垂直。快速刺入皮肤、皮下组织,达肱骨后侧骨面,在骨面上纵行疏通、横行剥离 2 刀,范围不超过 1cm,然后调转刀口线 90°,向上铲剥 2 刀,范围不超过 0.5cm(图 1-33)。

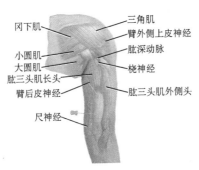

图 1-33　上臂后侧正中中下 1/3 交界处

(5)上臂前侧中下 1/3 交界处:刀口线与前臂纵轴平行,刀体与皮面垂直。快速刺入皮肤、皮下组织,达肱骨下段骨面,在骨面上纵行疏通、横行剥离 2 刀,范围不超过 1cm(图 1-34)。

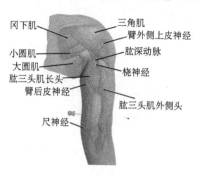

图 1-34 上臂前侧中下 1/3 交界处

五、手法操作

患者坐位,一助手固定前臂上段,一手掌顶在肘关节内侧,做肘关节内收活动数次,在屈肘关节内收到达最大位置时,再做一次弹拨手法。

六、注意事项

1. 对畸形严重、粘连瘢痕面积大、范围宽的患者,可隔 3～7d 再做针刀松解,进针刀点不能在同一位置,与上次进针刀点间隔 0.5～1cm。

2. 避免损伤尺神经,尺神经发自臂丛内侧束,出腋窝后在肱动脉内侧下行,至三角肌止点处穿过内侧肌间隔至臂后区内侧,下行至肱骨内上髁后方的尺神经沟,在此处尺神经位置表浅,隔皮肤能够摸到,只要针刀刀口线与神经走行方向一致,针刀在肱骨内上髁骨面上操作,就不会损伤尺神经。

3. 治疗后各治疗点用棉球或无菌纱布按压,创可贴覆盖针眼,要求 24h 内施术部位勿沾水,以免发生感染。

第七节　肘管综合征

本病又称创伤性尺神经炎、迟发性尺神经炎、肘部尺神经卡压等,是临床上最常见的尺神经卡压病变,也是最常见的上肢神经卡压征之一。1957 年,Osborne 确定了尺神经卡压的概念,1958 年,Feindel 和 Stratford 将肘部尺神经区命名为"肘管",后来发现该病系由于尺侧腕屈肌两个头之间的纤维束带压迫所致,所以将在此处发生的尺神经受压病变称为"肘管综合征"。

一、相关解剖

1. 尺神经

【体表定位】　尺神经在臂部体表投影为:从腋窝顶至肱骨内上髁与尺骨鹰嘴间中点的连线;在前臂为从肱骨内上髁与鹰嘴连线中点至豌豆骨桡侧缘的连线(图 1-35)。

【局部解剖】　尺神经起于臂丛内侧束,包含第 7、8 颈神经和第 1 胸神经的纤维。该神经自胸小肌下发出后沿臂后内侧下行,至肱三头肌内侧头的前面,再下行至肘后,经肱骨内上髁下后方的尺神经沟,在沟内,尺神经通过"肘尺管"离开臂部,再经尺侧腕屈肌两头之间至前臂,继续沿前臂内侧下降,在前臂上半部位于指深屈肌的表面,被尺侧腕屈肌遮盖,在前臂下半部则位于尺侧腕屈肌的桡侧,仅被皮肤及深筋膜覆盖。继续向远端越过腕横韧带的浅面、腕掌侧韧带的深面,经豌豆骨桡侧入手掌,分为掌深支和掌浅支。尺动脉在前臂中、上 1/3 的交界处,与尺神经伴行,向下入手掌,其尺神经位于尺动脉的尺侧(图 1-36)。

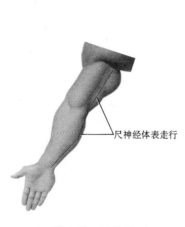

图 1-35　尺神经　　　　图 1-36　尺神经

尺神经的分支如下。

（1）经肘关节时发出 2～3 支至肘关节。

（2）在前臂上部近肘关节处分出两支肌支，至尺侧腕屈肌、指深屈肌尺侧部。

（3）尺神经掌侧支分布于手掌小鱼际的皮肤，有时支配掌短肌，有时与正中神经掌皮支结合。

（4）尺神经手背支下行达手背，发出多个小支至皮肤，并与桡神经浅支相结合。在腕关节背侧分为三条指背神经：一支分布至小指的尺侧缘，并到达远节指骨的基部。一支分布至环指和小指的背侧两相对缘，其环指支到达中节指骨基底，另一支分布于环指与中指的相对缘。而环指中节与远节背侧桡侧部分则由正中神经指掌侧固有神经支配。

(5)浅支分为 2 支。一支为指掌侧固有神经分布于第 5 指掌侧的尺侧缘。另一支为指掌侧固有神经,分布在环指与小指掌侧的相对缘,并转向背侧分布在两节中远侧的皮肤,该支还支配掌短肌,并与正中神经相结合。

(6)深支与动脉掌深弓走行一致,亦形成神经弓。在弓的起始处发支支配小鱼际诸肌(小指展肌、小指短屈肌、小指对掌肌)。在弓的中部发支至背侧骨间肌(4 块)与掌侧骨间肌(3 块),第 3、4 蚓状肌、拇收肌、拇短屈肌(深头),并支配腕关节。

(7)尺神经在前臂与手掌发出血管支至尺动脉。

2. 尺神经沟与肘尺管

【局部解剖】 肱骨内上髁的下后方有尺神经沟。在肱骨内上髁与尺骨鹰嘴两骨突之间,有尺侧腕屈肌与肱骨小头和两骨突之间的纤维性筋膜鞘覆盖,形成一个椭圆形的骨纤维管,称肘尺管。肘尺管的前壁(即底在其前外侧),由肱骨滑车、尺骨冠状突、尺侧腕屈肌的尺侧头及尺侧副韧带所构成;内侧壁是肱骨内上髁及尺侧腕屈肌附着的肱骨头;后侧壁(即顶),为连接尺侧腕屈肌二个头的三角弓状韧带。弓状韧带横架于尺侧腕屈肌起点两头之间。肘尺管的出口处为尺侧腕屈肌二头之间的纤维性腱弓。尺神经经肘管自上臂内侧下行至前臂内侧,在尺神经沟内位置表浅,可触及其在沟内的活动。肘部尺神经卡压时,患者常见症状是环指、小指的麻木和刺痛感。轻度患者可有症状存在,中、重度患者可有感觉的减退和消失。

3. 尺侧副韧带

【局部解剖】 较肥厚,呈三角形。上方起自肱骨内上髁前面和下面,向下呈放射状,又分为前、中、后三部分:前部止于尺骨冠突的尺侧缘,为坚强的圆形束,伸肘时显得紧张(此肌束也是指浅屈肌的起点);中部较薄,止于鹰嘴与冠突之间的骨嵴上;后部向后方,止于鹰嘴的内侧面,此束屈肘时紧张,而且其表面有一条斜行纤维束,连接鹰嘴与冠突二者的边缘,此束带称柯柏(Cooper)韧带。柯柏韧带下缘游离,与肘关节内侧骨缘形成一裂隙,当肘关节运动时,滑膜层可经此处膨出,此物膨出易压迫尺神经。尺侧副韧带与肘关节囊两侧移行,可稳定肘关节的内侧,防止肘关节侧屈(图1-37)。

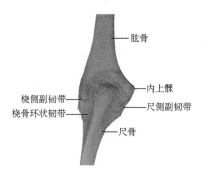

图 1-37　尺侧副韧带

4. 尺侧腕屈肌

【体表定位】　要求被检查者前屈和内收腕关节,尺侧腕屈肌远端肌腱位于前臂前面最内侧,见图1-19。

【局部解剖】　位于前臂内侧皮下,指浅屈肌的内侧,为长而扁的半羽状肌。起端有两个头:一为肱骨头,起自肱骨内上髁与前臂筋膜;另一个为尺骨头,起自尺骨鹰嘴与尺骨背侧缘上2/3。其两头间连有三角弓状韧带,止于豌豆骨,是强有力的屈腕肌并可协助屈肘,见图1-20。

二、病因病理

本病原因很多,任何破坏肘管结构、压迫、牵拉或摩擦神经的因素均可引发肘尺管综合征。

1. 骨外伤引起尺神经受压　肘关节骨外伤是引起肘尺管综合征最常见的病因,如肱骨髁上骨折、肱骨内上髁骨折、尺骨上端骨折、肘关节脱位等外伤均可引起尺神经受卡压。由于骨折对位不佳,畸形愈合,骨痂增生,破坏肘关节的正常结构致肘尺管狭窄而导致尺神经受压。该病变往往是缓慢发生和进展,尤其是小儿的肱骨髁上骨折和肱骨内上髁骨折后,由于骨骺发育异常而引起肘外翻牵拉尺神经所致的患者较为常见。

2. 软组织病变　习惯性和强迫性姿势引起尺神经受压是常见的原因。在生理状态下,肘管会随肘关节的伸、屈而改变。屈肘时,鹰嘴和肱骨内上髁的距离变宽,肘管后内侧的筋膜组织则被拉紧,同时,外侧的尺肱韧带向内侧突出,因而肘管的容积变小,此时尺神经容易受压。有试验表明,肘关节在屈曲时肘管内压力增高,肘管变狭窄约 55%,如同时外展肩关节则使其压力进一步增高。如睡眠时,呈肩外展、屈肘、将手垫于头下,则可使肘管内的尺神经所承受的压力约为正常状态下的 6 倍,如果长期处于这一姿态下工作或睡眠,尺神经将受到严重的损害,甚至可引起变性等一系列变化,导致肘尺管卡压综合征的发生。

3. 尺侧腕屈肌近端的肱骨头和尺骨头之间的腱弓挤压　在尺侧腕屈肌两头之间的纤维腱弓正好置于尺神经的前方,当此纤维弓变性增厚则必然压迫尺神经。

4. 肘关节的疾病引起尺神经受压　如类风湿、强脊炎、骨结核等疾病都可使肘关节骨膜增厚,韧带挛缩变形,骨赘形成而导致肘管狭窄,压迫和刺激尺神经。

5. 占位性病变压迫　肱骨内髁肿瘤、腱鞘囊肿等也是常见的原因。

6. 尺神经的变性,是肘尺管卡压综合征的另一方面的原因

病理:正常状态下,随着肘关节的屈、伸活动,尺神经在肘管内可来回滑动,被拉长一倍可无损伤。若超过此限度,尺神经的神

经轴和营养血管将断裂并发生斑状坏死,如果神经发生水肿或肿胀则弹性将大大降低。当肘关节屈、伸时,尺神经在肘管内滑动,尤其在过度屈肘时,尺神经进一步被拉长,尺神经的内部张力更大。当尺神经被牵拉到一定程度时,尺神经内的滋养血管也将被牵拉伸长,血管腔变窄,可造成尺神经缺血、缺氧和水肿。因此,肘关节的过度反复屈、伸活动就可以造成尺神经缺血-水肿的恶性循环,轻者发生神经内纤维变性,重者则引起坏死。由于诸多原因所致骨纤维性肘尺管变狭小,自然要挤压尺神经,那么尺神经在反复牵拉、挤压和摩擦中,必然产生尺神经的缺血-水肿的恶性循环,最终导致肘尺管卡压综合征的发生。

三、临床表现与诊断

1. **病史** 本病起病缓慢,往往在外伤愈后一段时间之后才逐渐出现尺神经受压症状,肘尺管综合征也可无外伤史,病程开始时感到患肢无力、有沉重感、易疲劳等症状,随病情发展将出现一系列症状和体征。

2. **疼痛** 患肢肘以下前臂尺侧至环、小指、小鱼际区有针刺样或刀割样疼痛,并向上臂内侧,甚至腋部、乳房或心前区放射。

3. **感觉异常** 感觉异常是最常见的症状,患者常诉及四、五指酸胀麻木不适,有麻刺感、蚁走感等,或有感觉过敏、感觉缺失。但因感觉区与正中神经的分布区重叠,此处的痛觉测定常不很准确,有时很模糊。

4. **手指无力、肌萎缩** 患者可出现前臂尺侧软组织凹陷,握力和捏力减弱,甚至出现爪形手畸形。尺神经卡压时间长或卡压严重时,可有尺侧腕屈肌和尺侧屈指深肌萎缩,出现前臂尺侧凹陷,同时还可有不同程度的手内在肌(包括小鱼际肌、骨间肌、蚓状肌、拇内收肌、拇短屈肌等)萎缩,晚期则可出现爪形手畸形。尺神经的供血受阻,其支配的肌营养不良致肌力减退,手的握力和捏力均减弱。手的精细动作不灵,由于肌萎缩和肌力减退,手指活动受到影响,特别是精细动作更显得笨拙。

5. **肘部尺神经增粗与滑脱** 由于尺神经受到反复摩擦,一部分患者可以摸到尺神经增粗的表现,且可有明显压痛,有的尺神经扪之有较大的移动性,可滑出尺神经沟,称尺神经滑脱。

6. **特殊检查** 屈肘或上肢外展试验:屈肘时加剧患手尺侧一个半手指的麻木感或疼痛和异常感;而伸肘时则减轻;任何外展或抬高患肢的活动均加重麻木和疼痛等异常感觉者为阳性。

肘关节屈曲试验:将肘关节完全屈曲并外翻固定 5min,若尺神经分布区出现麻木或加重,或有麻痹现象者为阳性。

Tinel 征:叩击肘部尺神经,可出现放射性的小指麻木感为阳性。

指垫感觉试验:用食指尖轻叩患者两手相应指垫,患手感觉迟钝。

手指外展试验:让患者双手手指分开,检查者分别轻轻将患者的手指从两侧挤拢,可以发现患手的外展肌力减弱。

环小指指间关节屈曲试验:抗阻力屈曲远侧指间关节,可感到屈指肌肌力减弱。此系拇指内收麻痹,屈拇长肌作用。

Froment 试验:令患者用拇指和示指捏住纸张时,若拇指远侧指间关节有明显屈曲者为阳性。此系拇指内收肌麻痹,屈拇长肌作用加强所致。

7. **影像学检查** 肘部 X 线摄片检查,可以发现肘部陈旧性骨折畸形愈合或骨不连等骨部的各种病变。拍摄尺神经沟切线位 X 线像,两侧对比可发现患侧尺神经沟变形或不平滑等,具有一定的诊断价值。

8. **肌电图检查** 肌电图可有明显变化,有助于诊断。

四、针刀操作

1. **体位** 患者仰卧位,屈肘,上举过头,放于头上部的枕上。

2. 体表标志

(1)肱骨内上髁:在肘关节的内侧可很容易摸到位于肱骨滑车内上方的肱骨内上髁。位于肱骨下端内侧,大而突出,可清楚扪及。内上髁后方骨面光滑,它的近中面有一纵行浅沟为尺神经沟,内有尺神经通过。内上髁前下面粗糙,为旋前圆肌、桡侧腕屈肌、掌长肌、指浅屈肌、尺侧腕屈肌及尺侧副韧带的附着部,见图 1-1。

(2)肱骨外上髁:当肘关节处于半屈状态,于肘关节的外侧可摸到肱骨小头上外侧较粗糙的骨性突起,即肱骨外上髁,见图 1-1。

(3)尺骨鹰嘴:肘关节背面正中的最高骨性突起即尺骨鹰嘴。尺骨鹰嘴位于尺骨上端后面的骨性隆起,是肘关节背面正中的最高骨性突起。于肘关节的后方可清楚地触及,并随肘关节的前屈、后伸而上下滑动,见图 1-1。

3. 定点

(1)肱骨内上髁外侧(近中面)缘定 1 点,此点即肱骨下端内侧后方尺神经沟的外侧界韧带。

(2)尺骨鹰嘴点定于尺骨鹰嘴内侧面,松解尺神经沟附着于鹰嘴侧韧带。

(3)冠突内侧缘点定于(2)点同一骨缘远侧 10mm 处。

以上(2)与(3)点,实际上均在鹰嘴尺侧缘上,一为近端点,一为远端点。远端点即在尺骨冠突凹面的内侧骨缘上。

4. 操作

(1)肱骨内上髁外缘(近中面)点:刀口线与肱骨内上髁的外缘骨面走向平行,刀体与皮面垂直,快速刺入皮肤,直达肱骨内上髁骨面,调整刀锋达内上髁的外侧(桡侧缘)骨缘,此处为关节内侧副韧带与尺侧腕屈肌的附着点,将其切开剥离 3~4 刀,再纵横疏通剥离即可。在切开时,一定要沿尺神经沟外缘骨面切至沟底(图 1-38)。

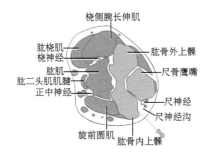

图 1-38　肱骨内上髁外缘点

　　(2)尺骨鹰嘴内侧缘点:刀口线与尺骨鹰嘴内侧(尺侧)骨缘平行,刀体与皮面平行,快速刺入皮肤,直达骨面,然后沿骨缘切开,切开3～4刀,纵横疏通剥离后出刀。切开时务必要紧贴骨面进行,绝对不可脱离骨面,更不能切向尺神经沟中央。远、近端点均如此处理(图1-39)。

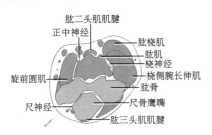

图 1-39　尺骨鹰嘴内侧缘点

　　(3)冠突凹面点:刀口线与尺骨鹰嘴内侧(尺侧)骨缘平行,刀体与皮面平行,快速刺入皮肤,直达骨面,然后沿骨缘切开,切开3～4刀,纵横疏通剥离后出刀。切开时务必要紧贴骨面进行,绝对不可脱离骨面,更不能切向尺神经沟中央。远、近端点均如此处理(图 1-40)。

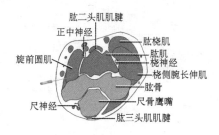

图 1-40　冠突凹面点

五、手法操作

嘱患者做患肢反复屈肘数次即可。

六、注意事项

1. 肘尺管所处部位较隐蔽,视野狭小,摆好体位很重要。只有摆好体位才能方便进行针刀操作。

2. 肘尺管部位不大,定点不宜过多。只要将肘管后侧壁的一侧松解到位,就能达到松解整个肘尺管的目的。关键是要松解得足够,才能解除尺神经的压迫。

3. 针刀的操作必须紧贴骨面进行,只有这样才不致损伤尺神经。因尺神经沟狭小,故应谨慎从事。

4. 治疗后各治疗点用棉球或无菌纱布按压,创可贴覆盖针眼,要求 24h 内施术部位勿沾水,以免发生感染。

第 2 章

腕手部疾病的针刀治疗

第一节　桡骨茎突狭窄性腱鞘炎

桡骨茎突狭窄性腱鞘炎是指发生于桡骨茎突部骨纤维管道的损伤性炎症。本病好发于家庭妇女和手工操作者(如纺织工人、木工和抄写员等),哺乳期及更年期妇女更易患本病。在腱鞘炎中,狭窄性腱鞘炎较为难治,针刀医学对该类疾病发病机制进行了探讨,将其应用于临床,疗效较好。

一、相关解剖

1. 桡骨茎突

【体表定位】　桡骨茎突明显地隆起于腕部的桡侧,是重要的骨性标志,桡骨下端位置表浅,易于摸到,顺着桡骨下端前面的凹陷向下可触及桡腕关节面粗糙的前缘。在腕背中点的外侧,桡骨背侧结节(Lister 结节)向后突出,可沿拇长伸肌腱向上触及。桡骨茎突尖于解剖学鼻咽窝向上可触及(图 2-1)。

【局部解剖】　桡骨下端膨大,前凹后凸,近似立方形。其远侧面光滑凹陷,为腕关节面,与近侧腕骨相关节。内侧面有尺骨切迹,与尺骨头相关节。外侧面向下突出,为桡骨茎突。在桡骨茎突的外侧,有 1 条浅沟,拇长展肌腱及拇短伸肌腱共同经此沟外面的骨纤维性腱管到达拇指,腕背韧带附着于桡骨下端的外侧缘及桡骨茎突。桡骨茎突的背面稍上方尚有桡神经浅支在皮

下通过,并走向手背桡侧部皮下(图 2-2)。

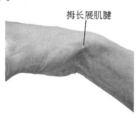

图 2-1　桡骨茎突

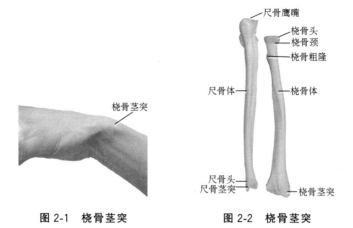

图 2-2　桡骨茎突

2. 拇长展肌腱

【体表定位】　拇长展肌腱位于腕背侧最外面,当拇指外展时,于桡骨茎突的远侧可清楚地看到,并可顺该腱追踪至第 1 掌骨底的桡侧(图 2-3)。

图 2-3　拇长展肌腱

【局部解剖】　拇长展肌起自桡、尺骨背面的中 1/3 及介于其间的骨间膜,肌束斜向下外移行于长腱,经指伸肌与桡侧腕短伸肌之间穿出,越过桡侧腕长、短伸肌的浅面,再经伸肌支持带

的深面,止于第 1 掌骨底的外侧。其作用是外展拇指及全手,并使前臂旋后(图 2-4)。

3. 拇短伸肌腱

【体表定位】　拇短伸肌腱为一细长的肌腱,紧贴拇长展肌腱内侧下行至拇指第 1 节指骨底,两肌腱之间的裂隙亦可摸清(图 2-5)。

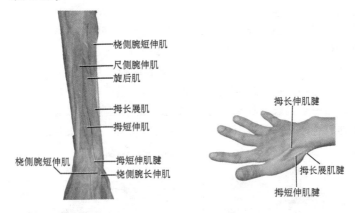

图 2-4　拇长展肌腱、拇短伸肌腱　　　图 2-5　拇短伸肌腱

【局部解剖】　紧贴拇长展肌腱外,较短小,在拇长展肌腱起点之下方,起自桡、尺骨背面和邻近骨间膜,肌束斜向下外移行于长腱,止于拇指近节指骨底的背侧,其作用是伸拇指近节指骨并使拇指外展,见图 2-4。

4. 桡骨茎突腱鞘

【局部解剖】　腕背侧韧带下形成 6 个分格,桡骨茎突腱鞘为腕背侧韧带下第一个腱鞘,形成一个单独的管道。其腱鞘底为桡骨下端茎突外侧的浅沟,在沟上由腕背侧韧带覆盖,形成骨纤维管。此骨纤维管的外侧及背侧为腕背侧韧带紧紧包围,内侧为桡骨茎突,故通过部位狭窄,且浅居皮下。拇长展肌和拇短

伸肌自桡、尺骨背面及骨间膜起始部下行,分别止于拇指掌骨及第一节指骨底,于桡骨茎突处二条肌腱共同行于该骨纤维管中,其上有宽20～30mm腕背侧韧带,非常坚厚,附于腕背骨面两侧的边缘。

5.鼻烟窝

【体表定位】 拇指外展上翘时,在拇长伸肌腱和拇短伸肌腱之间的凹陷即是鼻烟窝(图2-6)。

【局部解剖】 拇长展肌和拇短伸肌肌腱出管,两条肌腱分开,形成一小角度分别向远端走去,在桡骨茎突下方的小凹陷为腕桡侧窝。近侧界为桡骨茎突,桡侧界由拇长展肌和拇短伸肌腱,尺侧界为拇长伸肌腱构成,窝底为桡骨茎突尖、舟骨、大多角骨及第一掌骨底。桡动脉经鼻烟窝的底部,再经拇长展肌和拇短伸肌腱的深面穿过至第一掌骨间隙(图2-7)。

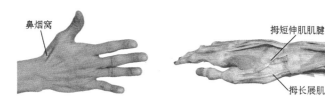

图2-6 鼻烟窝   图2-7 鼻烟窝

二、病因病理

多由于拇指或腕部活动频繁,使拇短伸肌和拇长展肌腱在桡骨茎突部腱鞘内长期相互反复摩擦,导致该处肌腱与腱鞘产生无菌性炎症反应,出现渗出、水肿和纤维化,鞘管壁变厚,肌腱变粗,造成肌腱在腱鞘内的滑动受阻而引起的临床症状。其临床表现主要为桡骨茎突处明显疼痛和压痛,腕和拇指活动时疼痛加重,常见腕部有肿胀或肿块,拇指和腕部活动受限。

三、临床表现与诊断

1. 病史　有慢性损伤史或劳损史,常见于从事拇指长期过度用力的手工劳动者,常抱小孩的妇女易患此病。

2. 疼痛　桡骨茎突处有明显疼痛和压痛。急性期有局部肿胀,外展、背伸拇指时,有肌腱摩擦或握雪感。慢性期可微肿,腕部活动无力,疼痛可放射至手指或前臂。

3. 局部肿物　局部可扪肿物及硬性结节及条索状物,压痛明显。

四、针刀操作

1. 体位　患手轻握拳,患侧朝上放于治疗床面上,腕下部垫以薄枕。

2. 体表标志

(1)桡骨茎突:桡骨下端位置表浅,明显地隆起于腕部的桡侧,是重要的骨性标志,易于摸到,顺着桡骨下端前面的凹陷向下可触及桡腕关节面粗糙的前缘,见图2-1。

(2)鼻烟窝:拇指外展上翘时,在拇长伸肌腱和拇短伸肌腱之间的凹陷即是鼻烟窝,见图2-6。

(3)拇长伸肌腱和拇短伸肌腱:拇指外展上翘时,出现两条明显的肌腱,靠近桡侧的为拇短伸肌腱,靠近尺侧的为拇长伸肌腱,见图2-5。

3. 定点　在定点前让患者紧握拳(拇指握于四指之内)并用力尺偏,令桡骨茎突和肌腱突出,便于定点。在肌腱通过的桡骨茎突处取最敏感的压痛点定点。由于病变的腱鞘可能较长,可酌情定1～2个点。

4. 操作　刀口线绝对与肌腱走行平行,刀体与皮面垂直。快速刺入皮肤,刀锋即达浅表层腱鞘处,先行纵行切开2～3刀,再行纵行疏通、横行剥离。病情严重者,即可刺穿肌腱. 在肌腱之下使刀锋接触骨面,将腱鞘再切开2～3刀,并行纵横疏通、剥离,刀下有松动感后出刀。

五、手法操作

让患者将患侧拇指握于四指之内,即握拳的姿势,做腕过度尺侧屈曲的动作,医生可协助用力,反复2～3次。

六、注意事项

1. 定点必须正确。鼻烟窝的底为舟骨,其内有桡神经支及桡动脉通过,虽然有些患者诉疼痛在鼻烟窝内,但不可在该处定点。如果在鼻烟窝内做针刀操作,则必造成血肿。

2. 针刀的刀口线必须绝对与肌腱纤维的走向平行,否则将损伤肌腱。针刀应对准桡骨茎突骨面,真正切开腕背侧韧带。

3. 在针刀剥离时,注意勿损伤桡动脉和桡神经浅支。桡动脉为腕舟骨供血,该骨本来血运较差,一旦损伤,则可能影响舟骨血液供应。桡神经浅支被损伤或切断则可造成痛性神经瘤或手背部分感觉障碍,应注意避免。

4. 治疗后各治疗点用棉球或无菌纱布按压,创可贴覆盖针眼,要求24h内施术部位勿沾水,以免发生感染。

第二节　屈指肌腱鞘炎

腱鞘炎好发于桡骨茎突部和手指掌部。屈指肌腱鞘炎是腱鞘炎的一种,临床较为常见,中老年妇女易患此病。由于手指伸屈频繁,或用力过度,或受到慢性寒冷刺激,屈指肌腱和腱鞘因摩擦劳损而发病,尤其以拇指和食指腱鞘炎最为常见。另外由于手指掌侧指横纹处无皮下组织,皮肤直接与腱鞘相连,屈指肌腱鞘炎大多在手指掌侧指横纹处。

一、相关解剖

1. 指浅屈肌腱

【体表定位】 指浅屈肌腱在腕前面的位置较深,通过体表观察不太明显,但当用力屈腕、屈指时,可清楚地触及(图 2-8)。

【局部解剖】 指浅屈肌腱位于掌长肌腱的内侧,它的四条肌腱在此排列为两层,经腕骨达手掌分别止于第 2－5 指中节指骨底(图 2-9)。

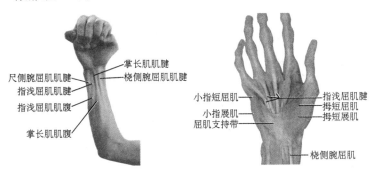

图 2-8 指浅屈肌腱 图 2-9 指浅屈肌腱

2. 屈指肌腱鞘和滑车

【体表定位】 拇长展肌腱位于腕背侧最外面,当拇指外展时,于桡骨茎突的远侧可清楚地看到,并可顺该腱追踪至第 1 掌骨底的桡侧(图 2-10)。

【局部解剖】 屈指肌腱鞘包绕指浅屈肌腱和指深屈肌腱,此腱鞘由外层腱纤维鞘及内层滑液鞘组成。腱纤维鞘是由掌侧深筋膜增厚所形成的管道,附着于指骨关节囊的两侧,对肌腱起着固定和润滑的作用。肌腱滑液鞘是包绕肌腱的双层套管状的滑液鞘,分脏层和壁层。脏层包绕肌腱,壁层紧贴腱纤维鞘的内侧面。滑液鞘起着保护和润滑肌腱、避免摩擦的作用。腱鞘上有腱鞘滑车,又称 A_1 滑车。最新研究进展,应用推割刀等特色针具完全切开腱鞘滑车,是治疗屈指肌腱鞘炎的有效方法,并可有效防止腱鞘炎的复发(图 2-11)。

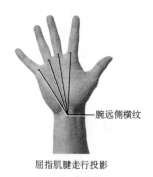

屈指肌腱走行投影

图 2-10　屈指肌腱鞘和滑车

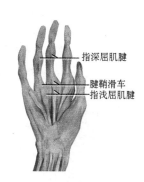

图 2-11　屈指肌腱鞘和滑车

二、病因病理

1. 屈指肌腱在通过掌指关节骨隆起部时容易发生摩擦,使腱鞘壁本身发生无菌性炎症,出现渗出、水肿,腱鞘壁增厚,进而修复、粘连、结疤。伤后滑液分泌减少,更增加其摩擦损伤,使管腔变窄而妨碍肌腱活动,造成腱鞘炎。

2. 经常从事以手握持工具的劳动,特别是握持硬度较大的,或弹性张力大的工具时,一方面是大力挤压,另一方面是严重摩擦,两者共同作用,便产生了创伤性狭窄性腱鞘炎。

三、临床表现与诊断

1. **病史**　有手指损伤或劳损史。

2. 疼痛 部分患者则晨起开始活动时疼痛较重,而活动一段时间后则疼痛反而减轻。

3. 触诊 在第2—5指的远侧掌横纹附近可扣及结节、条索样物,且压痛明显。拇指呈屈曲位畸形,伸、屈受限。

4. 活动功能障碍 手指屈伸功能障碍,轻者不灵活,重者有弹响,呈"扳机指"状态,甚至完全不能活动,不能持物。

四、针刀操作

1. 体位 患者掌心向上,腕下垫以脉枕,手平放于治疗台上。

2. 体表标志

(1)鱼际纹:适于拇指单独活动,近端起于鱼际尺侧,斜向下外,远端则渐呈横行,达手掌桡侧缘,其横行部深面正对第二掌骨头(图2-12)。

(2)掌中横纹:从鱼际纹桡侧端起,横行向尺侧,达第四指蹼垂线上,它是由2—5指掌指关节活动形成,平对2、3掌骨头(图2-13)。

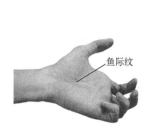

图2-12 鱼际纹

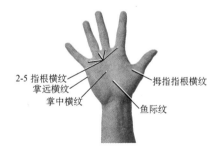

图2-13 掌中横纹、掌远横纹

(3)掌远横纹:从第2指蹼达手掌尺侧缘,平对第3、4、5掌骨头,适于3、4、5指活动,是屈指肌腱鞘的起始端,见图2-13。

（4）2—5指根横纹：在指蹼水平，相对应的是近节指骨中段。要注意的是指根横纹不是掌指关节的部位。

（5）拇指指根横纹：与掌指关节相对，见图2-13。

（6）掌指关节投影：掌远纹尺侧端与掌中纹桡侧端两端的连线，为2—5指掌指关节的投影，也就是屈指肌腱腱鞘的起始部。拇指则以指根横纹正中为标志（图2-14）。

（7）屈指肌腱走行投影：各指掌面近侧横纹（指根横纹）中点与腕远侧横纹中点连线为2—4指肌腱的走行路线（图2-15）。

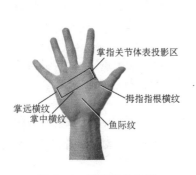

图2-14　掌指关节投影

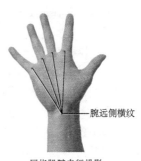

图2-15　屈指肌腱走行投影

3. 定点

（1）2—5指屈指肌腱鞘起始点：掌远横纹与指近横纹之间压痛点及硬结、条索处，多在掌远横纹上，而不是在指根横纹上，有几处病变定几个点。

（2）拇指屈指肌腱鞘起始点：拇指掌指关节横纹正中硬结处定1点（应在两籽骨之间）。

4. 操作

刀口线与肌腱走行一致，刀体与掌部皮面垂直。快速刺入皮肤，匀速推进，直达腱鞘，先纵行切开腱鞘2刀，再做纵行疏通和横行剥离,若有硬节或条索将其纵行切开。将刀锋提起至皮下,让患者屈、伸患指,如无弹响和扳机现象,活动自如,则可出刀,如无改变,应继续治疗(图2-16)。

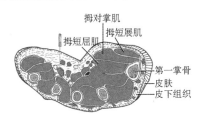

图2-16　屈指肌腱鞘

五、手法操作

让患者指屈曲到最大限度,然后医生握住患指中节给予过伸过屈运动1~2次即可。

六、注意事项

1. 进刀点大多在掌远横纹与指近横纹之间,而且多在掌远横纹附近。病变点十分清楚,它必然是痛性结节,有时结节很大、很硬,可清楚触知。

2. 在治疗屈指肌腱狭窄性腱鞘炎时,刀口线要始终与肌腱走行绝对一致,绝对不可偏斜刀口线,否则有可能切伤肌腱或切断肌腱。在横行剥离时可达指骨两则边缘,但不可刺入手指两侧的软组织中,以免损伤手指血管和神经。

3. 治疗后各治疗点用棉球或无菌纱布按压,创可贴覆盖针眼,要求24h内施术部位勿沾水,以免发生感染。

第三节　腕背侧腱鞘囊肿

发生于关节囊或腱鞘附近的一种内含胶冻状黏液的良性肿块,其多为单房性,也可为多房性。

一、相关解剖

1. 手背皮肤和筋膜

【局部解剖】　手背的皮肤较薄,有毛和皮脂腺,富有弹性。伸指肌腱和浅静脉在皮下均可见。手背的浅筋膜较为丰富,吻合形成手背静脉网,收集手指及手背浅、深部的静脉血液。皮神经有桡神经浅支和尺神经手背支,其分别分布于手背桡侧半和尺侧半的皮肤。手背深筋膜可分为浅、深两层,浅层是腕背侧韧带的延续,其与伸指肌腱相结合,构成了手背腱膜。手背浅筋膜、手背腱膜和手背深筋膜深层三者间构成两个筋膜间隙,即腱膜下间隙和手背皮下间隙。

2. 腕背伸肌腱鞘和内容物

【局部解剖】　从腕背横韧带的深面发出 5 个筋膜间隔,止于桡、尺骨下端背侧面的骨面上,将腕背侧分成六个骨纤维性管道,来自前臂的 12 条肌腱,分别为 6 个滑液鞘所包绕,并经过 6 个管道到达手背和手指。腕背伸肌腱鞘从桡侧到尺侧的各个管道中,通过的肌腱依次为:拇长展肌腱、拇短伸肌腱、桡侧腕长伸肌腱、桡侧腕短伸肌腱、拇长伸肌腱、指总伸肌腱(共四条)、食指(示指)固有伸肌腱、小指固有伸肌腱、尺侧腕伸肌腱。众多指伸肌腱分别走在 6 个腱鞘内,又相互交叉重叠,故可出现各种各样的病理变化。

3. 桡骨下端及桡骨茎突

【体表定位】　桡骨下端位置表浅,易于摸到,顺着桡骨下端前面的凹陷向下可触及桡腕关节面粗糙的前缘。在腕背中点的外侧,桡骨背侧结节(Lister 结节)向后突出,可沿拇长伸肌腱向上触及。桡骨茎突明显地隆起于腕部的桡侧,是重要的骨性标志,桡骨茎突尖于解剖学鼻咽窝向上可触及(图 2-17)。

【局部解剖】　桡骨下端膨大,前凹后凸,近似立方形。其远侧面光滑凹陷,为腕关节面,与近侧腕骨相关节。内侧面有尺骨切迹,与尺骨头相关节。外侧面向下突出,称桡骨茎突,见图 2-2。

4.尺骨下端及尺骨茎突

【体表定位】　被检查者前臂处于半旋前位,顺着尺骨的背内侧向下触摸,可触及尺骨下端及尺骨茎突。尺骨茎突比桡骨茎突位置高且偏后一些,两者相距约 1.25cm(图 2-18)。

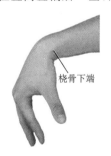

桡骨下端

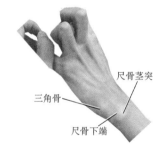

尺骨茎突

三角骨

尺骨下端

图 2-17　桡骨下端及桡骨茎突　　　**图 2-18　尺骨下端及尺骨茎突**

【局部解剖】　尺骨下端狭小,圆柱形,末端较膨大,称尺骨头,其前、外、后缘的环状关节面与桡骨尺骨切迹相关节。头下与关节盘相贴,尺骨背内侧向下突起为尺骨茎突,见图 2-2。

5.腕背神经

【局部解剖】　三条神经即骨间后神经、尺神经手背支和桡神经浅支。骨间后神经:在伸肌腱鞘的深面有骨间后神经。它由桡神经深支发出,达腕背桡侧伸肌腱下缘时,紧贴腕背深层,即第4分隔腱鞘底的骨面上发出关节支及各伸肌支;尺神经手背支:在腕背尺侧、腕上40～50mm处穿出深筋膜后,在尺骨茎突远侧掌面,转向腕背侧及手背侧。分布于手背尺侧半及尺侧两个半手指,它不经过腕背腱鞘;桡神经浅支:在手背桡侧有桡神经浅支,在腕上三横指处穿出深筋膜,在桡骨茎突上方下行,在拇长展肌和拇短伸肌浅面至手背,分布于手背桡侧半及桡侧两个半指背面近侧位的皮肤上。在腕背侧腱鞘中,由桡骨背侧结节至尺骨茎突的腕背侧韧带处无大血管、神经干,比较安全。但骨间后神经却在腕背固有伸示指肌腱和伸指总肌腱鞘的深面,故在此行针刀术时,只能松解腕背韧带而不可过深(图2-19)。

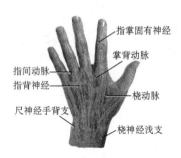

指掌固有神经
掌背动脉
指间动脉
指背神经
指神经
桡动脉
尺神经手背支
桡神经浅支

图 2-19　腕背神经

二、病因病理

腱鞘囊肿与关节腔或腱鞘滑膜腔密切相关,可因外伤后局部形成瘀状物而成。多认为它是关节囊或腱鞘中多余的结缔组织发生黏液样变性所致。

三、临床表现与诊断

1. **病史**　多见于青年和中年,女性多于男性。

2. **腱鞘囊肿**　囊肿突起于皮面,质软而伴有张力感,呈圆形或椭圆形,大小不一,手握物或按压时疼痛。

四、针刀操作

1. **体位**　患者坐位,患肢屈腕位。

2. **体表标志**

(1)腕背横纹:手背部皮肤较薄而松弛,用力背伸腕部可见三条皮肤横纹,即近、中、远横纹,其远、近横纹约为腕背侧支持带的上、下界(图2-20)。

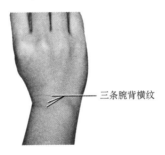

三条腕背横纹

图2-20　腕背横纹

(2)桡骨茎突:桡骨远端外侧面的骨突,见图2-1。

(3)尺骨茎突:尺骨远端背内侧骨突,较桡骨茎突小,见图2-18。

3. **定点**　手腕背侧囊肿突出处定1～2点。

4. **操作**　定位点进针刀,刀口线与走行方向一致,针刀体与皮肤呈90°刺入。通过皮肤达皮下组织,刺破囊壁,即有一落空感,此时缓慢进针刀,感觉刀下有轻微阻塞感时,即达腱鞘囊肿的基底部,也是囊肿的生发组织层,纵疏横剥3刀,范围0.5cm,以破坏囊肿的生发细胞层,然后稍提针刀,按"十"字形分别穿破囊壁四周后出针刀(图2-21)。

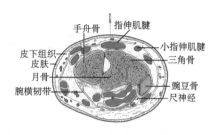

图2-21　手腕背侧囊肿突出处定位1～2点

五、手法操作

患者屈腕位,医生用拇指强力按压囊肿2次,用纱布块压在囊肿表面,加压包扎2～3d后再松开。

六、注意事项

1. 腕背侧静脉丰富,在定点时尽量避开静脉血管。在针刀术后,压迫止血以免出现皮下瘀血或血肿。

2. 治疗后各治疗点用棉球或无菌纱布按压,创可贴覆盖针眼,要求24h内施术部位勿沾水,以免发生感染。

第四节　掌腱膜挛缩症

掌腱膜挛缩症是一种侵犯掌腱膜,并延伸至手指筋膜,最终导致掌指及指间关节挛缩的进行性发展的疾病。发病时受侵犯者以环指最多,小指占第二位,中、示、拇指的发病率依次减少。

约有 40% 的病例为双侧发病。1614 年 Plater 首先认识此病，1831 年 Dupuytren 较全面地描述了此病，并提出手术治疗，但术后复发率较高。针刀治疗该病效果较好。

一、相关解剖

掌腱膜

【局部解剖】　掌腱膜是由手掌部深筋膜增厚而成，位于手掌中部，呈三角形。手掌深筋膜可分为内、中、外 3 个部分。内、外两部分覆盖于小鱼际和鱼际肌，薄而柔软。中间部分厚而坚韧，称为掌腱膜。掌腱膜呈三角形，尖在近侧，基底在远侧。掌腱膜的结构呈腱膜性，纤维多纵行，近侧部分与掌长肌腱连续，大部分附着于腕横韧带远侧缘。掌腱膜远侧在手掌远侧横纹平面分为 4 条分叉，分别至 2—5 指，每一分叉又分为 2 条，附着于掌骨、掌伸横韧带、近节指骨及中节指骨近端的侧面，并与指屈肌腱鞘连接。在手掌远侧 1/3 处，掌腱膜发出垂直纤维，与深层骨间肌筋膜相连，形成 4 个屈肌腱纤维鞘管，包绕屈指肌腱，另形成 4 个蚓状肌管，呈膜状，正对掌骨间隙及食指桡侧，其中通行蚓状肌及指血管神经束(图 2-22)。

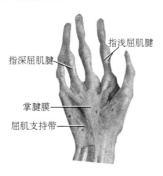

指浅屈肌腱
指深屈肌腱
掌腱膜
屈肌支持带

图 2-22　掌腱膜

二、病因病理

1. **慢性损伤**　因长期用手握持劳动工具,使手掌局部受到不断的挤压,形成慢性创伤,掌腱膜及其邻近组织因损伤引起纤维结缔组织增生而导致挛缩。但许多报告对手工劳动者的发病率进行调查统计,并未发现手工劳动比非手工劳动的发病率明显增多,而且不论左、右手是否"利手",发病率相近。

2. **体质**　据统计,患全身性疾病的患者同时有掌腱膜挛缩症的发病率较高,例如糖尿病、癫痫、慢性酒精中毒症、肺结核、老年人的心肌梗死、类风湿等。尤其癫痫患者比一般人的发病率多 15 倍,有人提出是否与长期服用巴比妥类药物有关。

3. **遗传与种族**　在某些种族中,掌腱膜挛缩症的发病率较高,这可以说明和遗传因素有密切的关系,北欧国家发病率高,而在亚洲人中间,发病率相对较低。

4. **神经性**　掌腱膜挛缩症常以手部尺侧的环指、小指和相应的掌腱膜受损为主,此区为尺神经支配区。有人认为局部神经遭受某种刺激因素,如颈椎肥大骨刺等,使该支配区域产生一系列病理改变。

三、临床表现与诊断

1. **病史**　掌腱膜挛缩症发病一般都较缓慢,可数年或十多年之久,但也可以在几个月内进展较快,有时病变停止后又有进展,多数患者无任何不适,发现手指屈曲挛缩、不能伸直方才就诊。

2. **皮下结节**　早期在环指或小指的轴线相连处的皮下脂肪垫区内有小结节出现,这些结节逐渐形成纵行索条样肿块而挛缩,或者使邻近的皮肤变厚,在远侧掌横纹处出现皮肤皱起的横褶。皮肤的深层与其下的腱膜组织连成一片,边界不清楚的硬团块,无明显压痛,继发掌指关节及近侧指间关节挛缩。

四、针刀操作

1. **体位**　患者坐位,掌心向上平放,手背下垫薄枕。

2. **体表标志**

(1)腕横韧带:首先确定腕远横纹,相当于腕横韧带的近侧端,向远端 25mm 为腕横韧带的远端,腕桡侧主要附着在舟骨结节和大多角骨结节上,尺侧附着于腕尺侧隆起,即豌豆骨与钩骨钩上(图 2-23)。

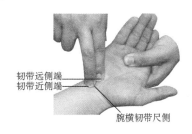

韧带远侧端
韧带近侧端
腕横韧带尺侧

图 2-23　腕横韧带

(2)掌骨:掌骨共有 5 块,为小型长骨,由桡侧向尺侧,依次为第 1 至第 5 掌骨,每块掌骨的近侧端为底,续接腕骨;远侧端为头,呈球形,与指骨相关节;头、底之间为体,体呈棱柱形,稍向背侧弯曲。5 块掌骨在手背位于皮下皆可摸清,指伸肌腱于掌骨的浅面通过,当握掌时,掌骨头隆起,清晰可见。

3. **定点**

(1)掌腱膜起止点及部分横束定 2～3 点。

(2)掌腱膜与周围组织的粘连、瘢痕处及掌腱膜纵束定 2～3 点。

(3)掌侧骨间肌的粘连、瘢痕处束定 2～3 点。

(4)掌指关节和近端指间关节的粘连、瘢痕处定 2～3 点。

4. **操作**

(1)掌腱膜起止点及部分横束点:①掌腱膜起始部:在腕横

韧带远端掌腱膜起始部定位,刀口线与前臂纵轴平行,刀体与皮面垂直。快速刺入皮肤,刀下有韧性感时,即达到掌腱膜起始部。继续进针刀1mm,纵疏横剥2~3刀。然后调转刀口线90°,提插切割2~3刀,刀下有落空感时停止操作,出刀。②松解各指间(包括环指、小指、中指、食指指间)掌腱膜横束部和止点。刀口线与各指纵轴平行,刀体与皮面垂直。快速刺入皮肤,刀下有韧性感时,即达掌腱膜横束部。继续进针刀1mm,纵疏横剥2~3刀,范围不超过0.5cm。然后继续进针刀,达各掌骨头,调转刀口线90°,贴骨面铲剥2~3刀,范围不超过3mm(图2-24)。

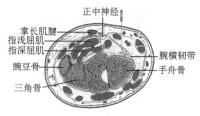

正中神经
掌长肌腱
指浅屈肌
指深屈肌
腕横韧带
豌豆骨
手舟骨
三角骨

图2-24 腕横韧带

(2)掌腱膜与周围组织的粘连、瘢痕处及掌腱膜纵束点:①掌腱膜桡侧、尺侧与周围软组织:分别在腕横韧带远端掌腱膜起始部桡侧、尺侧定位,刀口线分别与食指、小指纵轴平行,刀体与皮面垂直,快速刺入皮肤,寻找掌腱膜和周围软组织指间的间隙,在间隙中纵疏横剥2~3刀,范围不超过0.5cm。然后提插切割2~3刀,刀下有落空感时,停止切割,出刀。②松解各指(包括环指、小指、中指、食指指间)掌腱膜纵束部:在各指掌指关节与掌根部连线的纵斜形条状物定位,刀口线与各条索方向平行,刀体与皮面垂直。快速刺入皮肤,刀下有韧性感时,即达掌腱膜纵束部。纵疏横剥2~3刀,范围不超过0.5cm。然后退针刀至掌腱膜纵束部表面,沿纵束内外缘做扇形提插2~3刀,范围不超过0.5cm。

（3）掌侧骨间肌的粘连、瘢痕点：分别在第2、4、5掌骨体中部定点，刀口线分别与食指、环指、小指纵轴平行，刀体与皮面垂直，快速刺入皮肤，达各掌骨体桡侧，纵疏横剥2～3刀，范围不超过0.5cm。然后提插切割2～3刀，范围不超过0.5cm。

（4）掌指关节和近端指间关节的粘连、瘢痕点：①掌指关节桡侧、尺侧副韧带的粘连、瘢痕：分别在掌指关节桡侧、尺侧定位，刀口线与手指纵轴平行，刀体与皮面垂直，快速刺入皮肤，刀下有韧性感时，即达掌指关节桡侧、尺侧副韧带粘连处，纵疏横剥2～3刀，范围不超过0.3cm。然后提插切割2～3刀，范围不超过0.3cm。②指间关节桡侧、尺侧副韧带的粘连、瘢痕：分别在指间关节桡侧、尺侧定位，刀口线与手指纵轴平行，刀体与皮面垂直，快速刺入皮肤，刀下有韧性感时，即达指间关节桡侧、尺侧副韧带粘连处，纵疏横剥2～3刀，范围不超过0.3cm。然后提插切割2～3刀，范围不超过0.3cm。

五、手法操作

医生以两手分别握持患手大、小鱼际处，向手背方向用力，松解腕横韧带及掌腱膜。

六、注意事项

1. 操作时应避开重要的神经和血管，避免损伤桡动脉、尺动脉、指动脉，在指间关节进针刀时，应选择手指内外侧面中点进针，此处没有大的神经和血管，不会损伤指动脉、指神经。

2. 治疗后各治疗点用棉球或无菌纱布按压，创可贴覆盖针眼，要求24h内施术部位勿沾水，以免发生感染。

第五节　腕尺管综合征

腕尺管综合征是指尺神经在腕部通过由豌豆骨和钩骨构成

的骨纤维管而受到卡压所引起的一组综合征候群。腕尺管又名 Guyon 氏管,故此病又称为 Guyon 氏管综合征。

一、相关解剖

1. 腕掌侧韧带

【局部解剖】 位于三条腕掌侧横纹的深面,位置表浅,是前臂深筋膜的增厚部分。腕掌侧韧带近侧与前臂掌侧筋膜相续,远侧与鱼际筋膜相连,当尺神经横过屈肌支持带时,腕掌侧韧带覆盖于尺神经的表面,故形成一骨纤维管道。

2. 腕部尺神经管

【局部解剖】 腕部尺神经管,简称腕尺管,是位于腕管尺侧、腕横韧带浅面的一个狭窄而坚硬的斜行走向的骨纤维管。腕尺管起于豌豆骨的近侧,止于钩骨钩突的远侧(钩骨钩突的远侧位于第四掌骨基底部的尺侧),其整个管长约为 15mm。腕尺管的四壁是:掌侧(前壁)为掌侧腕韧带,背侧(后壁)为腕横韧带,内侧壁(尺侧)为豌豆骨以及附在其上的尺侧腕屈肌腱,外侧壁(桡侧)为钩骨钩。腕尺管的横断面呈三角形,尖端指向桡侧,底为腕横韧带和小鱼际肌起始部,顶为腕掌侧韧带,内侧壁的近侧由豌豆骨和尺侧腕屈肌腱、远侧由钩骨钩突所构成。从矢状面来看,腕尺管呈斜向走行,管近端的内侧(尺侧)为豌豆骨,有腕掌侧韧带和尺侧腕屈肌腱附于其上;管远端的外侧(桡侧)为钩骨钩突,豌豆骨与三角骨关节的前方有腕横韧带附于其上;在豌豆骨与钩骨钩之间有一条豆钩韧带连接,为腕尺管的深面的底。在豆钩韧带的浅面,另有小指短屈肌附着在豌豆骨与钩骨钩上,在两骨点间形成一个凹形的坚硬的腱弓,此腱弓与豆—钩韧带在 Guyon 氏管的底面形成一个狭窄而又倾斜的出口,称之为豆—钩裂隙。尺神经的深支和尺动脉由此口穿行,故尺神经深支在此处常被卡压(图 2-25)。

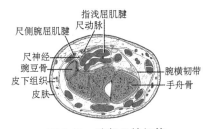

图 2-25　腕部尺神经管

3. 腕尺管内容物

【局部解剖】 有尺动脉、尺神经通过。尺神经在前臂掌面的尺侧腕屈肌深面下行,尺动脉位于尺神经的桡侧。在腕部的近端,尺动脉和尺神经从尺侧腕屈肌深面浅出,通过屈肌支持带(腕横韧带)的浅面入掌。尺神经在入腕尺管前,分出一肌支至掌短肌,绕过豌豆骨入腕尺管后,分为深、浅两支;浅支(以感觉为主)在掌短肌深面的脂肪垫中行经支配掌短肌和小指一个半(小指和环指尺侧半)的皮肤感觉;深支为运动支,支配小鱼际、拇收肌、第3、4蚓状肌及全部骨间肌,并有动脉伴随。此处的尺神经深、浅支都有交感神经纤维伴行。值得注意的是,尺神经在豆—钩裂隙处,在豆—钩韧带远侧上方(浅面),与小指短屈肌腱腱弓下面之间,急剧向背侧转折,进入掌深间隙,此处是最易卡压处(图 2-26)。

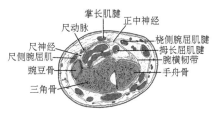

图 2-26　腕尺管内容物

二、病因病理

1. 急性软组织损伤　包括尺骨远端、腕骨骨折等造成腕尺管扭曲、肿胀，尺神经深支受到急性压迫而致。

2. 职业性慢性劳损　需要长期用手根部尺侧重压或叩击工具的职业，如持铲掘土、剪切钢丝、削割皮革、紧握各种机械手柄或使用腋杖不恰当等因素造成尺神经深支长期、反复受压而发病。

3. 某些疾病　如类风湿性关节炎、尺动脉炎、尺动脉血栓性脉管炎等也能引起本病。

4. 占位性病变　在腕尺管部位的新生物，可从管内和管外压迫腕尺管，使腕尺管内的尺神经受压，如发自管内三角—钩骨关节的腱鞘囊肿、管内神经瘤、脂肪瘤等都可压迫腕尺管内神经。临床统计腕尺管综合征的病因以腱鞘囊肿为最多，其次为职业性慢性劳损。

三、临床表现与诊断

1. 病史　中年男性患病最多，慢性起病，大多有腕部创伤史，或职业性腕部长期劳损史。

2. 疼痛　大多数患者的主诉为无明显诱因的自发性尺侧手痛、手僵，夜间痛尤甚，病情呈进行性加重。其疼痛的性质为手深部、界限不清的胀痛和灼痛。其部位不仅在尺侧，而且包括大鱼际在内的整个手的广泛肌痛。

3. 压痛点　豌豆骨的桡侧面有固定性压痛，同时有向远侧窜麻感。

4. 肌力下降　握拳无力，除拇指呈内收状外，余各手指收展无力，不能分开，故手持笔、碗、筷等物品易从手中滑落。随着病情的进展，手的小鱼际肌、骨间肌出现肌无力、肌萎缩。

四、针刀操作

1. **体位**　患者取仰卧位,患臂伸直,手掌朝上并稍外旋,使腕尺侧术野暴露良好。

2. **体表标志**

(1)豌豆骨:位于腕部的尺侧缘及尺侧腕屈肌的肌腱内,是一个可动的籽骨,沿尺侧腕屈肌腱追寻至止点、腕远横纹的桡侧端的骨性隆起即是,以上三个骨点均可扪清(图 2-27)。

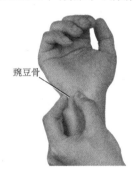

豌豆骨

图 2-27　豌豆骨

(2)钩骨钩:位于豌豆骨的外下方(即桡侧)。该骨凸深在,不易扪清,可采取下列方法定位:将对侧拇指的指间关节横纹压于豌豆骨突出处,拇指尖指向患手拇指与示指之间的指蹼间隙,拇指尖放在掌面上,以拇指尖下用力下压即可触到钩骨钩骨面的大致轮廓。

3. **定点**

(1)豌豆骨桡侧缘定 1 点,松解腕掌侧面韧带。

(2)钩骨钩突尺侧骨缘定 1 点,松解腕掌侧韧带和小指短屈肌钩骨钩突附着点。

4．操作

（1）豌豆骨桡侧缘点：刀口线与上肢纵轴平行，刀体与皮面垂直。快速刺入皮肤，直达豌豆骨骨面。调整刀锋达豌豆骨的桡侧缘骨面，沿骨面呈弧形切开腕掌侧韧带 2～4 刀，纵行疏通、横行剥离，刀下有松动感后出刀（图 2-28）。

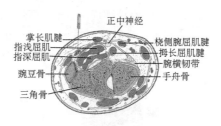

图 2-28　豌豆骨桡侧缘点

（2）钩骨钩突点：刀口线与上肢纵轴平行，刀体与皮面垂直。快速刺入皮肤，直达钩骨钩突骨面。调整刀锋至钩骨钩突的尺侧缘骨面，沿骨缘顺其弧度切开腕掌侧韧带和小指短屈肌在钩骨钩突上附着点的肌腱 2～4 刀。再行纵行疏通、横行剥离，刀下有松动感后出刀。

五、手法操作

患手掌朝上，医生双手捏住腕部大小鱼际上，向背侧用力，2～3 次即可。

六、注意事项

1．本病体表标志中钩骨钩突深在，不易扪及，应按标志投影法认真扪摸，可清楚触到。

2．治疗后各治疗点用棉球或无菌纱布按压，创可贴覆盖针眼，要求 24h 内施术部位勿沾水，以免发生感染。

第六节　腕管综合征

由于种种原因,正中神经在腕管中受到卡压而引起的一组功能障碍的症状和体征称为腕管综合征。多以重复性手部运动特别是抓握性手部运动者多见,如用充气钻的木工、铁匠等。此病是周围神经卡压综合征中最为常见的。针刀治疗效果较好。

一、相关解剖

1. 腕骨

【体表定位】　确定八块腕骨,主要是要确定桡侧的舟骨、大多角骨,尺侧的豌豆骨、钩骨四块腕骨均可在体表触及。

腕桡侧隆起由舟骨结节和大多角骨结节形成:舟骨结节是一小而圆的隆起,其上有拇短展肌附着,此结节位于腕远侧横纹皮下,可触及;大多角骨结节为一圆形嵴,呈朝内的钩状。居舟骨结节远侧,亦可于皮下触到。

腕尺侧隆起由豌豆骨和钩骨钩形成:豌豆骨近端居腕远侧横纹深面,其上有尺侧腕屈肌和小指展肌附着。钩骨钩位于豌豆骨远端桡侧 1cm。其上有小指短肌和小指对掌肌附着,用指深压时可感到尺神经浅支在钩上滚动。

【局部解剖】　腕骨居腕部,有 8 块,排成近、远侧两列。近侧列自外向内为舟骨、月骨、三角骨和豌豆骨。远侧列自外向内为大多角骨、小多角骨、头状骨和钩骨。一般呈立方形,有六面,掌、背面有韧带附着,显得粗糙,其他四面彼此连接成关节。除月骨掌面较宽背面较窄外,其他则相反,形成掌面凹陷。

近侧列腕骨:在近侧形成一椭圆形凸面,与桡骨远端及关节盘相关节,在远侧形成一凹面,容纳远侧列腕骨尤其是头状骨和钩骨,其中舟骨较宽,与大、小多角骨相连,月骨和三角骨较小,豌豆骨则位于三角骨之前,不参与形成桡腕关节。

远侧列腕骨:头状骨位于中央,最为坚强。头状骨头与舟骨、月骨形成鞍状连结,手进行冲击时,外力可经头状骨头传递到桡骨。远端关节面较为平坦,与掌骨底形成平面关节(图2-29)。

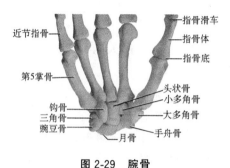

图2-29 腕骨

2. 腕管

【局部解剖】 腕管是由腕横韧带及腕骨形成的一个管道。腕管的桡侧界由舟骨结节、大多角骨和覆盖于桡侧腕屈肌的筋膜隔组成,尺侧界由豌豆骨、三角骨和钩骨钩组成。腕管的顶部、屈肌支持带由桡骨远端扩展至掌骨的基部。腕管有3个重要的组成结构:前臂深筋膜、腕横韧带和大小鱼际肌间腱膜。腕管内容物包括指浅屈肌(4根肌腱)、指深屈肌(4根肌腱)、拇长屈肌(1根肌腱),共9根肌腱及其滑膜和正中神经,见图2-26。

3. 腕横纹

【体表定位】 腕掌(前)面可以看到三条腕横纹:腕近横纹位于尺骨头的平面上;腕中横纹相当于桡腕关节两端的连线;腕远横纹微凸向手掌,通过腕中关节线的最高点,并相当于屈肌支持带的近侧缘(图 2-30)。

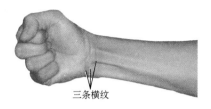

三条横纹

图 2-30　腕横纹

4. 肌腱

【体表定位】　三条肌腱:当用力握拳屈腕时,腕部的肌腱明显突出。其一,掌长肌腱居于腕部正中;其二,外侧为桡侧腕屈肌腱(桡侧腕屈肌腱的外侧为桡动脉,掌长肌腱的内侧为较深位的指浅屈肌腱);其三,最内侧为尺侧腕屈肌腱,由该腱可追踪至豌豆骨(腱抵止处)(图 2-31)。

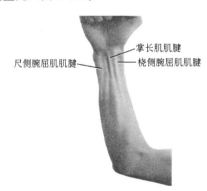

掌长肌肌腱

尺侧腕屈肌肌腱　　　桡侧腕屈肌肌腱

图 2-31　肌腱

5. 腕横韧带

【体表定位】 首先确定腕远横纹,相当于腕横韧带的近侧端,向远端 25mm 为腕横韧带的远端,腕桡侧主要附着在舟骨结节和大多角骨结节上,尺侧附着于腕尺侧隆起,即豌豆骨与钩骨钩上,见图 2-23。

【局部解剖】 长、宽各约 25mm,支持带的中段较厚约有 2mm,近、远端较薄约有 1mm。尺侧附着于腕尺侧隆起,即豌豆骨与钩骨钩上;而桡侧可分为 2 层:浅层附着于腕桡侧隆起,即舟骨结节和大多角骨结节上;深层附着于大多角骨沟的内唇。浅、深层之间与大多角骨沟形成一骨纤维管,称腕桡侧管,管内通行桡侧腕屈肌腱及其滑膜鞘。管内有肌腱、神经、血管通过。腕横韧带加固了手关节的掌侧,增强了腕部的弹性,并起缓冲作用,见图 2-26。

6. 正中神经

【体表定位】 用力握拳屈腕,在前臂出现两条明显的肌腱,即掌长肌腱和桡侧腕屈肌腱,正中神经走行在两条肌腱之间,走行至腕远横纹,正中神经分为内侧支和外侧支,外侧支又分出返支,支配鱼际肌,返支的体表定位是:掌侧各指张开位,从中指和示指蹼间隙作一中分线,再从第一指蹼拇指缘划一直线,即 Kaplan 氏基线,两线相交处即为返支的起始部。

【局部解剖】 在前臂,正中神经在指浅屈肌的深面下行,当其到达腕部上方时,神经位于掌长肌腱与桡侧腕屈肌腱之间,位置表浅,再向下通过腕管入手掌。在腕管内,正中神经位于拇长屈肌腱的浅面与指浅屈肌腱的桡侧。在腕横韧带的远侧缘该神经分为内、外侧支。正中神经的外侧支常发出返支支配鱼际肌,约有 50% 的返支(图 2-32)。

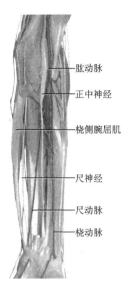

图 2-32　正中神经

二、病因病理

1. 在软组织方面,屈肌支持带因反复摩擦等慢性损伤而增厚,管内各肌腱及其充填物体积的增大,正中神经本身水肿等病变可以使腕管缩小,如有腱鞘囊肿、脂肪瘤、纤维瘤等占位性病变则更易卡压神经。

2. 在骨组织方面,腕骨的骨折、桡骨远端的骨折等的畸形愈合、骨痂等的骨赘增生均可使腕管缩小,从而卡压正中神经。

3. 某些疾病可致神经卡压,如结核性腱滑膜炎、风湿与类风湿性滑膜炎、妇女妊娠和绝经期的内分泌紊乱等都可致腕管内组织产生炎症、水肿等改变,导致神经受卡压。

由于以上诸因素,当正中神经受到卡压后,首先是神经的水肿性肿胀和充血,其神经卡压处变细,两端则增粗呈葫芦状,由于缺血而逐渐萎缩。管内的填充物出现滑膜炎,先是水肿,而后是粘连等改变,腕管容积减小而导致正中神经受压。

三、临床表现与诊断

1. **病史** 可有外伤史和慢性劳损史。多为慢性起病,逐渐发生,急性者十分少见。妇女患者较多,从事手工劳动者,长时间用手提、捻、捏或搬运的体力劳动者多见。

2. **感觉异常** 疾病开始时多为指端感觉障碍,可表现为桡侧三个半手指的麻木,以中指最为显著。

3. **疼痛** 腕掌侧胀痛,拇、示、中指,尤其是中指最为明显,可向肘部、肩部放射。重者为严重的烧灼样痛。偶有疼痛波及五指者。其疼痛夜间尤甚,常常需起床甩手、摩擦来减轻症状。晨僵者晨起时患手呈水肿状态,手指活动不灵,尤其是拇指的动作显得笨拙。

4. **压痛** 腕横韧带处有压痛,腕背伸时疼痛加重。

5. **感觉障碍** 手部痛觉迟钝,尤其是桡侧3个半手指尖有不同程度的感觉迟钝、过敏或其他异常,但深感觉无异常。

6. **肌力减退伴肌萎缩** 大多数患者都有肌力减退的表现,有轻有重。表现为拇指无力,拇指与小指对掌动作困难。患侧大鱼际肌萎缩,尤其从侧面看最为明显,重者可见手掌平平。

四、针刀操作

1. **体位** 患者仰卧位,患肢伸直,手掌朝上,腕下垫以薄枕。

2. **体表标志**

(1)3条腕横纹:腕掌面可以看到3条腕横纹:腕近横纹位于尺骨头的平面上;腕中横纹相当于桡腕关节线的两端;腕远纹微凸向手掌,通过中腕关节线的最高点并相当于屈肌支持带的近缘,见图 2-30。

(2)三条肌腱:强力握拳屈腕,腕上掌侧肌腱明显突出,居正中者为掌长肌腱。在其两侧突出的肌腱,桡侧者为桡侧腕屈肌腱,尺侧者为尺侧腕屈肌腱,见图 2-31。

(3)四个骨点:舟骨结节:舟骨位于腕骨的近排,舟骨结节为舟骨掌侧面下部的骨性隆起,在中、远横纹桡侧可清楚看到和扪及(图 2-33)。

大多角骨结节:位于腕骨桡侧,与第一掌骨相关节,为大多角骨掌面上的一个突起,与舟骨结节远侧紧密相邻(图 2-34)。

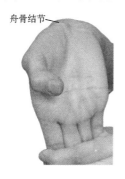

图 2-33　舟骨结节

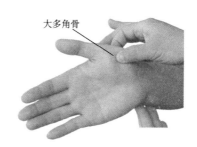

图 2-34　大多角骨结节

豌豆骨:位于腕部的尺侧缘及尺侧腕屈肌的肌腱内,是一个可动的籽骨,沿尺侧腕屈肌腱追寻至止点、腕远横纹的桡侧端的骨性隆起即是,以上 3 个骨点均可扪清,见图 2-27。

钩骨钩:位于豌豆骨的外下方(即桡侧)。该骨凸深在,不易扪清,可采取下列方法定位:将对侧拇指的指间关节横纹压于豌豆骨突出处,拇指尖指向患手拇指与示指之间的指蹼间隙,拇指尖放在掌面上,以拇指尖下用力下压即可触到钩骨钩骨面的大致轮廓。

3. 定点

(1)舟骨结节近中缘点:该骨凸的尺侧面骨缘上定1点。

(2)大多角骨近中缘点:骨凸的尺侧面骨缘上定1点。

(3)豌豆骨近中缘点:豌豆骨桡侧面骨缘上定1点。

(4)钩骨钩近中缘点:钩骨钩桡侧面骨缘上定1点。

4. 操作

(1)舟骨结节点:刀口线与肢体纵轴平行,刀体与皮面垂直,快速刺入皮肤,直达舟骨结节骨面,调整刀锋达舟骨结节的近中缘的骨面上,沿骨缘切开屈肌支持带3～4刀,纵行疏通、横行剥离,刀下有松动感后出刀(图2-35)。

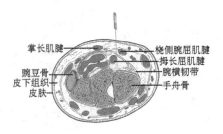

图 2-35　舟骨结节点

(2)大多角骨结节点:同上。

(3)豌豆骨点:刀口线与肢体纵轴平行,刀体与皮面垂直,快速刺入皮肤,直达豌豆骨骨面,调整刀锋至豌豆骨近中面骨缘,沿骨缘切开腕横韧带3～4刀,刀下有松动感后出刀(图2-36)。

(4)钩骨钩点:深压住钩骨钩骨点,刀口线与肢体纵轴平行,刀体与皮面垂直,沿指甲边缘快速刺入皮肤,并匀速推进至钩骨钩骨面,调整刀锋至钩骨钩近中缘的骨面,沿骨缘切开腕横韧带3～4刀,刀下有松动感后出刀。

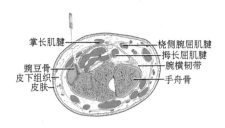

掌长肌腱

桡侧腕屈肌腱
拇长屈肌腱
腕横韧带

豌豆骨
皮下组织
皮肤

手舟骨

图 2-36　豌豆骨点

五、手法操作

医生以两手分别握持患手大、小鱼际处,向手背方向用力,以达到充分松解屈肌支持带的目的。

六、注意事项

1. 腕管体积不大,但其解剖结构复杂,必须清楚腕管结构,这是诊治该病的基础。

2. 针刀操作要求必须紧贴各点的骨缘切开屈肌支持带。

3. 治疗后各治疗点用棉球或无菌纱布按压,创可贴覆盖针眼,要求 24h 内施术部位勿沾水,以免发生感染。

第 3 章

膝部疾病的针刀治疗

第一节　膝关节外侧副韧带损伤

膝关节外侧副韧带,又称腓侧副韧带,是一个很坚韧的组织,一般不易损伤,以运动员劳损和暴力型损伤居多。

一、相关解剖

1. 膝关节外侧副韧带

【体表定位】　膝关节屈曲位时,在股二头肌腱前方摸到一条索样结构即是。当屈膝及小腿旋外时,腓侧副韧带松弛,因此容易摸到。反之,腓侧副韧带紧张,则不易摸清(图 3-1)。

【局部解剖】　膝关节外侧副韧带是一条长约 50mm 坚韧的椭圆状韧带,位于膝关节的外侧如小指般粗细,扣之如圆柱一

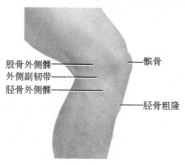

股骨外侧髁　　髌骨
外侧副韧带
胫骨外侧髁
胫骨粗隆

图 3-1　膝关节外侧副韧带、股骨外侧髁

般。上附着于股骨外侧髁,紧靠腘肌沟上方;向下后止于腓骨头稍前。膝外侧副韧带全长不与关节囊相连。在腓侧副韧带与关节囊的间隙中,稍上方有腘肌腱与腘肌滑液囊,其下方并有膝下外侧动脉、静脉和神经通过。腓侧副韧带大部被股二头肌腱掩盖。此韧带与其浅面的股二头肌腱和髂胫束有加强和保护膝关节外侧部的作用。屈膝时该韧带松弛,伸膝时该韧带紧张(图 3-2)。

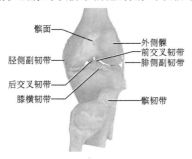

图 3-2 膝关节外侧副韧带、膝关节内侧副韧带、髌韧带、前后交叉韧带

2. 股骨外侧髁

【体表定位】 被检查者坐位或者仰卧位,股骨的下端膨大,形成内外侧髁,两髁几乎全部位于皮下,外侧髁较内侧髁更为显著,于膝关节的外上方易触及。在外侧髁的外侧面有一粗糙的凸隆,称为外上髁。用指尖沿股部的外侧缘向下,首先摸到的骨性隆起即是外上髁,见图 3-1。

【局部解剖】 股骨下端为 2 个膨大的隆起,向后方卷曲,分别叫做外侧髁和内侧髁。两髁的下面和后面都有关节面与胫骨上端相关节,前面的光滑关节面接髌骨,称为髌面。两髁之间的后方有一深凹陷,叫做髁间窝。在股骨外侧髁有膝关节外侧副韧带附着(图 3-3)。

3. 腓骨头

【体表定位】 被检查者坐或者仰卧位,腓骨头位于胫骨外

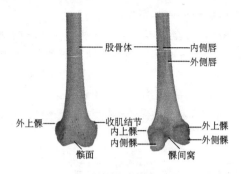

图 3-3　股骨外侧髁、股骨内上髁与外上髁

侧髁后外稍下方，与胫骨粗隆在同一平面上，当膝关节屈曲时，可在膝关节的外侧下方看见腓骨头形成的隆起（图 3-4）。

【局部解剖】　腓骨头为腓骨上端的锥形膨大，又称腓骨小头。腓骨头的顶部呈结节状称腓骨头尖，有股二头肌腱及腓侧副韧带附着（图 3-5）。

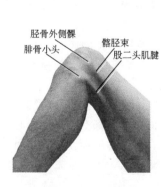

图 3-4　腓骨头

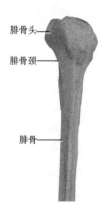

图 3-5　腓骨头

二、病因病理

在膝关节伸直时,由于关节囊与肌肉的保护,腓侧副韧带不易受到损伤。而在膝关节屈曲时,腓侧副韧带呈松弛状态,髂胫束和股二头肌的紧张亦可防止内收,减少腓侧副韧带损伤。当暴力强加于膝关节内侧,或小腿强力内收时,方能引起腓侧副韧带断裂。此时,重者可致腓侧副韧带自腓骨头撕脱,或同时发生腓骨头的撕脱骨折。并多合并外侧关节囊、髂胫束、股二头肌、腓肠肌外侧头等撕裂。腓总神经亦可受到牵扯与撕裂。此种损伤称之为韧带-腓总神经综合征。而日常的轻度损伤,则可引起韧带的高应力点处的病理改变,如有积累性损伤则可形成慢性损伤而引起相应症状和体征。

三、临床表现与诊断

1. **病史** 外侧副韧带的损伤多发生于运动员、舞蹈或戏剧武功演员以及体力劳动者。多为膝关节受到较大内翻力,即外力多作用于小腿外侧使之膝关节内翻而致伤,偶有作用于膝内侧造成膝内翻而致伤者。

2. **疼痛** 膝关节外侧后方,胫股关节隙下方疼痛。沿外侧副韧带可查出明确的压痛点,且位置固定,或可在损伤压痛处可扪及有凹陷感。急性伤并伴有关节囊与交叉韧带损伤者,可有关节肿胀(关节积液),皮下可有瘀血斑。

四、针刀操作

1. **体位** 患者侧卧位,采取交腿位,腓侧副韧带则可暴露更加明显。

2. **体表标志**

(1)股骨外侧髁:股骨外上髁的下方,贴近关节隙处的骨突,见图 3-1。

(2)腓骨头:膝外侧关节隙下外方唯一突出的骨突即是,见图 3-4。

(3)膝关节内侧间隙:伸、屈膝关节可扪及关节间隙,活动时更易扪清,见图 3-6。

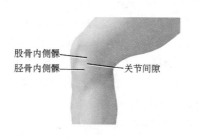

图 3-6　膝关节内侧间隙、股骨内外侧髁

3. 定点

(1)股骨外侧髁点:即股骨外侧髁后侧的压痛点。

(2)关节间隙点:即膝关节外侧关节间隙后侧,腓骨头之上方的压痛点,压之为两骨面之间的关节隙处,而不是骨面,位置相当于"膝关"穴。

(3)腓骨头点:应定点于腓骨头尖端稍上的压痛点上。

4. 操作

(1)股骨外侧髁点:刀口线与腓侧副韧带走行一致,即与下肢纵轴平行,刀体与皮面垂直。快速刺入皮肤,匀速推进直达骨面,让其刀锋自然浮起,在此高度上行纵行疏通、横行剥离,刀下有松动感后出刀(图 3-7)。

(2)关节间隙点:刀口线与韧带走行一致,刀体与皮面垂直。快速刺入皮肤,继续匀速推进,穿过腓侧副韧带时有明确的落空感,进刀至此停止,保持刀口线不变,行纵行疏通、横行剥离,刀

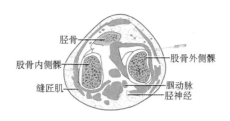

图 3-7　股骨外侧髁点

下有松动感即出刀。如关节间隙有变窄者可调转刀口线 90°，深入至关节囊，切开 2～3 刀(图 3-8)。

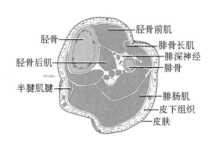

图 3-8　关节间隙点

(3)腓骨头点：刀口线与腓侧副韧带走行一致，即与下肢纵轴平行，刀体与皮面上方呈 45°，快速刺入皮肤，匀速推进直达腓骨头尖端骨面，让其刀锋自然浮起，在此高度上行纵行疏通、横行剥离，刀下有松动感后，继续进刀至胫骨面，疏通剥离，有松动感后即可出刀(图 3-9)。

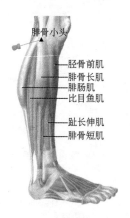

图 3-9　腓骨头点

五、手法操作

患者仰卧位,伸直膝关节。医生站于患侧床旁,一手握于踝上小腿处,另一手由膝外侧向膝内侧方向推弹 1～3 下,进一步松解挛缩的膝内侧副韧带,也可以矫正内翻畸形。

六、注意事项

1. 如有足下垂、足背及小腿外侧麻木,则应考虑韧带-腓总神经综合征,不可小视,应进一步查明原因并作出明确诊断,以免延误治疗。

2. 膝外侧副韧带损伤若伴有腓骨小头撕脱骨折者,X 线检查可以证实,如拍摄内翻应力位 X 线片,可显示患膝外侧关节间隙增宽,此种情况应请骨科处理。

3. 治疗后各治疗点用棉球或无菌纱布按压,创可贴覆盖针眼,要求 24h 内施术部位勿沾水,以免发生感染。

第二节 膝关节内侧副韧带损伤

膝关节内侧副韧带损伤是常见病,该韧带也是膝关节骨关节炎、类风湿性关节炎等疾病易于侵犯的部位。论其损伤可分为急性和慢性两类。而急性损伤又可分为完全性断裂和部分断裂。针刀治疗的适应证是慢性损伤,疗效颇佳。

一、相关解剖

1. 膝关节内侧副韧带

【体表定位】 韧带上方起自股骨内上髁收肌结节处,向下止于胫骨内侧髁的内侧面。在膝关节半屈曲位时可于膝关节内侧皮下触及该韧带(图 3-10)。

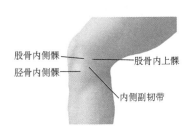

股骨内侧髁
胫骨内侧髁
股骨内上髁
内侧副韧带

图 3-10 膝关节内侧副韧带

【局部解剖】 膝关节内侧副韧带位于膝关节的内侧,又名胫侧副韧带,韧带扁宽呈带状,起自股骨收肌结节下方,止于胫骨内侧髁内侧。胫侧副韧带分浅、深两层,两层紧密结合,无间隙。深层纤维较短,架于关节间隙的上下,附着于股骨与胫骨内侧关节面的边缘,其纤维起于股骨内上髁,止于胫骨干内面和关节边缘,内面与内侧半月板的中后部紧密相连,构成关节囊的一部分,亦称内侧关节囊韧带。浅层纤维较长,可分为前纵部和后斜部两部分,起于股骨内上髁顶部的收肌结节附近,止于胫骨上端的内面,距胫股关节面 40～50mm。在膝关节完全伸直时,内侧副韧带最紧张,可阻止膝关节的任何外翻与小腿旋转活动,同时膝关节周围有很多滑囊,构成膝关节内侧的腱围结构。其中鹅足滑囊位于胫骨结节内侧面,缝匠肌腱、股薄肌腱、半腱肌腱的深面与胫侧副韧带之间,此囊大而恒定,形似鹅掌状,故称鹅足囊,临床上发病机会较多,见图 3-2。

2. 股骨内外侧髁

【体表定位】 被检查者坐位或者仰卧位,股骨的下端膨大,形成内外侧髁,两髁几乎全部位于皮下,外侧髁较内侧髁更为显著,于膝关节的内上方和外上方均易触及。在内侧髁的内侧面及外侧髁的外侧面均有一粗糙的凸隆,称为内上髁与外上髁。内上髁较大,为膝关节胫侧副韧带附着部,内上髁的顶部有一个三角形的小结节,为收肌结节,有大收肌腱附着。用指尖沿股部的内侧缘向下,首先摸到的骨性隆起即是收肌结节。外上髁较小,有膝关节腓侧副韧带附着,见图 3-6。

【局部解剖】 股骨下端为两个膨大的隆起,向后方卷曲,分别叫做外侧髁和内侧髁。两髁的下面和后面都有关节面与胫骨上端相关节,前面的光滑关节面接髌骨,称为髌面。两髁之间的后方有一深凹陷,叫做髁间窝。在股骨外侧髁有膝关节外侧副韧带附着,见图 3-3。

二、病因病理

多由于膝关节轻度屈曲时,膝或腿部外侧受到暴力打击或重物压迫,迫使膝关节作过度的外翻或小腿突然外展外旋、或大腿突然内收内旋时,使膝内侧间隙拉宽,内侧副韧带发生拉伤,引起部分撕裂。伤处产生轻度内出血、肿胀等急性症状,没有得到正确、有效的治疗,日久形成慢性损伤。韧带损伤后,在修复过程中,韧带与股骨内侧髁或胫骨内侧髁处产生粘连、结疤等病变,使韧带局部弹性降低,不能自由滑动而影响膝部功能。当勉强走路或做膝部活动时,粘连、结疤的韧带再受到牵拉,可引起新的损伤而症状加重,并遗留下顽固性疼痛。常发生部分撕裂性损伤的部位是:韧带的股骨附着处、下部或后斜部。有的患者有股骨内侧髁部的韧带的钙化或骨化表现。

三、临床表现与诊断

1. 病史　多发生于体力劳动中及体育运动时,多见于小腿外翻扭伤。在慢性劳损方面,多见于肥胖女性。

2. 急性损伤　膝部内侧常突发剧痛,又很快减轻,可以继续工作或比赛。随后疼痛又继续发作并加重(局限于膝的内侧),伤处可有明显压痛。由于伤后保护性肌挛疼而致膝关节呈屈曲状,被动伸直有抵抗感。

3. 慢性损伤　病程较长,时轻时重,行走及上、下楼时疼痛加重。严重时走路跛行,下蹲困难。在股骨内髁至胫骨内髁部的区域内,可找到明显的压痛点或皮下瘢痕结节。

四、针刀操作

1. 体位　患者仰卧位,膝部屈曲 $70°\sim80°$,足平稳放于治疗床上。

2. 体表标志

(1)股骨内上髁:为股骨内侧下段的最高隆起处,约平髌骨中段平面。股骨的最突出部为股骨内上髁,内上髁的上方可扪及收肌结节(图3-11)。

(2)收肌结节:用手指沿股骨内侧缘向下扪摸,在股骨内上髁上方可触到一骨性隆起即是。此结节就在膝内侧面,股内侧肌与腘绳肌（股后肌群）之间的一自然凹窝之中，见图 3-11。

（3）膝关节内侧间隙：伸、屈膝关节可扪及关节间隙，活动时更易扪清，见图 3-6。

（4）胫骨粗隆：胫骨嵴上端的隆起部，它的内侧为内侧副韧带的附着部（图 3-12）。

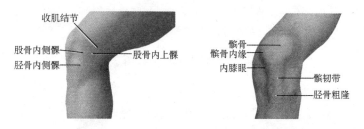

图 3-11　股骨内上髁、收肌结节　　图 3-12　胫骨粗隆、胫骨结节、髌骨

3. 定点

（1）膝内侧副韧带的起、止点及其分布区的压痛点，或有条索和结节的部位，可定 1～3 点。

（2）关节间隙压痛点，可定 1 点。

（3）膝内侧副韧带滑液囊点，即胫骨结节内侧面压痛点。

4. 操作

（1）内侧副韧带各压痛点：刀口线与韧带方向平行，刀体与皮面垂直快速刺入皮肤，通过皮下脂肪组织、膝内侧副韧达骨面，将到达骨面的刀体，轻轻松开捏持的手指，任其刀锋自己"漂起"再在此"高度"上重新捏紧刀柄，行纵行疏通、横行剥离（图 3-13）。

（2）关节间隙压痛点：刀口线与韧带纤维走向平行，刀体与皮面垂直。快速刺入皮肤、皮下组织，进入有阻力的内侧副韧带刀锋应到达关节间隙上或下的骨面上，行纵行疏通、横行剥离，然后将刀锋移向关节间隙，切入关节腔。此时应有明确的落空

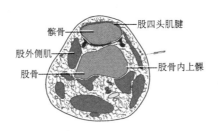

图 3-13　内侧副韧带各压痛点

感,停止进刀。然后,可提起刀锋,并调转刀口线 90°,切开关节囊 1-2 刀(图 3-14)。

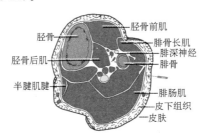

图 3-14　关节间隙压痛点

(3)内侧副韧带滑液囊点:刀口线与肢体纵轴平行,刀体与皮面垂直。快速刺入皮肤、皮下组织,进入滑液囊,行纵行切开 2～3 刀,再行疏通、剥离即可。

五、手法操作

1. 患者仰卧位,伸直膝关节。医生站于患侧床旁,一手握于踝上小腿处,另一手由膝外侧向膝内侧方向推弹 1～3 下,进一步松解挛缩的膝内侧副韧带,也可以矫正内翻畸形。

2. 助手在头侧,双手挽住患者腋下,医生双手握住患肢小腿部,行弹性对抗牵引1～3次。

3. 如内侧关节间隙狭窄,并有内翻畸形者,术后应给予小腿皮牵引,每天1～2次,每次1～2h。

六、注意事项

1. 膝内侧副韧带慢性损伤的患者,往往痛点很多,似无规律可循。实际上,这种损伤如腱末端病一样,其病变都在腱末端上。而内侧副韧带是由前纵部、后斜部所组成,又有半膜肌腱纤维参与,其起、止点并不在同一位置。因此,肌腱损伤的部位也分布在不同的高应力点上,在寻找压痛点时,应仔细、耐心、定点不宜太多,且应准确。请参阅韧带易损伤的部位图,多可找到规律性。

2. 在剥离操作中,应将刀锋剥离在骨膜之外,应在韧带与关节囊,或关节囊与骨膜之间。欲达此目的,应按针刀操作的方法进行操作。这种方法可以避免对骨膜的剥离,可减少术后疼痛,且疗效更佳。

3. 膝关节内侧副韧带损伤仍然属末端病范畴,所以腱围结构的损伤是肯定存在的。这就可以理解腱下滑囊损伤、鹅足滑囊病变的存在。因此,在处理膝关节内侧副韧带损伤的同时应处理韧带腱下囊损伤等病变。

4. 对内侧副韧带关节间隙处的针刀切开处理,可以达到消除内侧副韧带异常高应力,并起到降低关节腔内压的作用。同时,对改善膝内翻也有意义。切开关节囊和内侧副韧带1～2刀不会损伤膝关节的任何功能,无需担心。

5. 治疗后各治疗点用棉球或无菌纱布按压,创可贴覆盖针眼,要求24h内施术部位勿沾水,以免发生感染。

第三节 膝关节创伤性滑膜炎

膝关节创伤性滑膜炎是指膝关节囊纤维的内衬滑膜在外伤后引起的滑膜非感染性炎症反应。临床上分为急性创伤性炎症和慢性劳损性炎症两种。若确诊为本病应积极治疗,防止膝关节功能障碍。针刀闭合型手术治疗此症有较好的疗效。

一、相关解剖

1. 滑膜

【局部解剖】 全身各大关节都是滑膜关节,除关节软骨、半月板、盂唇外,滑膜组织几乎覆盖了所有的关节内结构;滑膜是一层血管高度丰富的结缔组织膜,可分为两层,即表浅层和滑膜下层。表浅层较薄,仅由1~3层细胞构成,为滑膜细胞层;滑膜下层由疏松的脂肪性或纤维脂肪性结缔组织构成。滑膜细胞层与滑膜下层之间无基底膜相间隔。滑膜呈粉红色,光滑发亮、湿而润滑,有时可见绒毛,内含胶原性纤维。

2. 膝关节囊

【局部解剖】 膝关节囊极为宽大、松弛,可分为4壁:前壁即股四头肌腱、髌骨及髌韧带;外侧壁的上缘附着在股骨外侧髁关节面边缘的上方,下缘附着在胫骨外侧髁关节面的下缘;内侧壁的上缘附着在股骨内侧髁关节面的边缘,下缘附着在胫骨内侧髁关节面的下缘;后壁上缘附着在股骨髁间线,下缘附着在胫骨髁间窝的后缘。

关节囊的滑膜层面积远远超过纤维层,因此关节囊的滑膜层或褶成皱襞,或从纤维层的薄弱处突出成为滑液囊。关节囊的滑膜层于髌骨下方的两侧向后突入关节腔内,形成一对滑膜皱襞,称为翼状皱襞。两侧的翼状皱襞向上方逐渐愈合成一条带状的皱襞,称为髌滑膜襞,经关节腔斜行,达到股骨髁间窝的前缘(图 3-15)。

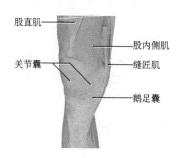

股直肌

股内侧肌

缝匠肌

关节囊

鹅足囊

图 3-15　膝关节囊、鹅足囊

3. 膝关节外侧副韧带

【体表定位】　膝关节屈曲位时,在股二头肌腱前方摸到一条索样结构即是。当屈膝及小腿旋外时,腓侧副韧带松弛,因此容易摸到。反之,腓侧副韧带紧张,则不易摸清,见图 3-1。

【局部解剖】　膝关节外侧副韧带呈圆索状,起自股骨外上髁,止于腓骨头尖部的稍前方,故又称为腓侧副韧带。此韧带与其浅面的股二头肌腱和髂胫束有加强和保护膝关节外侧部的作用。屈膝时该韧带松弛,伸膝时韧带紧张,见图 3-2。

4. 膝关节内侧副韧带

【体表定位】　韧带上方起自股骨内上髁收肌结节处,向下止于胫骨内侧髁的内侧面。在膝关节半屈曲位时可于膝关节内侧皮下触及该韧带,见图 3-10。

【局部解剖】　膝关节内侧副韧带位于膝关节的内侧,又名胫侧副韧带。韧带扁宽呈带状,起自股骨收肌结节下方,止于胫骨内侧髁内侧,其前部纤维较直,并与关节囊壁分离,其间有疏松结缔组织和滑液囊,半膜肌腱在该韧带与胫骨之间扩展,而膝中下血管在此扩展部与韧带间穿行。其后部纤维向下、后方斜行,至内侧半月板水平斜向前方止于胫骨,见图 3-2。

5. 鹅足囊

【局部解剖】 鹅足囊位于膝关节内侧,胫侧副韧带与半腱肌腱、股薄肌腱、缝匠肌腱之间,由于 3 个肌腱有致密的纤维膜相连,形似鹅足,故名。有时此囊与缝匠肌腱下囊相通,见图 3-15。

二、病因病理

在人体全身关节中,膝关节滑膜是滑膜面积最大的,其可布满整个膝关节囊的内壁。由于膝部损伤和手术刺激以及积累性损伤等因素,刺激滑膜,使之受到连续性的摩擦损伤,使之充血、渗出。滑液大量的渗出是滑膜的一种保护性机制。膝关节滑膜的损伤通常伴有髌下脂肪垫的损伤。髌下脂肪垫位于翼状皱襞与髌滑膜皱襞之间,因此脂肪垫的损伤,必然累及上述 2 个皱襞,造成水液代谢通道堵塞,影响滑液的排泄吸收,使渗出的滑液积聚起来,从而产生大量的积液。由于渗出物的增多,关节内压增高,阻碍淋巴回流,形成恶性循环。同时积液日久,纤维素沉淀,可导致纤维性机化的发生,关节滑膜在长期慢性刺激下逐渐增厚,形成粘连,影响关节活动。积液日久还可发生变性而侵蚀滑膜,抽积液时常见到的黑褐色的液体,即为变性的积液。

三、临床表现与诊断

1. 病史 患者常有外伤史或劳损史。

2. 肿胀 膝关节局部肿胀,可伴有关节积液。

3. 疼痛 以髌骨关节的上方及内侧间隙处最明显。主要表现是下蹲痛和上下楼疼痛,尤其是跳跃时疼痛最重,伴活动受限。

4.压痛　髌骨内侧压痛最明显,有时在膝关节活动时髌骨内侧可扪及条索和结节,并可在股骨内上髁上滑动,查体时浮髌试验阳性。

四、针刀操作

1.体位　患者仰卧位,膝部屈曲70°~80°,足平稳放于治疗床上。

2.体表标志

(1)髌骨:髌骨是人体内最大的籽骨,包埋于股四头肌腱内,为三角形的扁平骨。底朝上,尖向下,呈栗子型,伸膝时髌骨内侧缘更明显(图3-16)。

(2)膝关节内侧间隙:在髌骨下缘的水平线上的膝侧面,用一手的拇指和示指捏持;另一手伸、屈膝关节,可感到膝关节隙在手指下活动,该处便是关节隙之所在,见图3-6。

(3)股骨内上髁:为股骨下端内侧最突出之骨凸,扪之清晰,见图3-11。

(4)内膝眼:即内象眼处,按之为柔软的凹陷处,见图3-17。

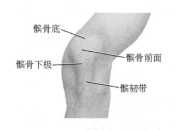

图3-16　髌骨、髌骨下极

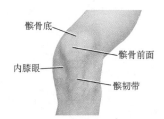

图3-17　内膝眼、髌骨

3.定点

(1)髌内侧缘点:定1~2点于压痛点上,松解内侧滑膜皱襞。

（2）膝关节内侧关节间隙点：松解内侧滑膜皱襞。

（3）股骨内上髁上点：定点于髌骨上内侧的股骨压痛点上，松解髌上滑膜皱襞。

（4）内膝眼点：定点于内膝眼（象眼）上1点，松解髌滑膜皱。

4．操作

（1）髌内侧缘点：刀口线与肢体纵轴平行，刀体与皮面垂直。刺入皮肤与皮下组织直达髌骨侧缘骨面。调整刀锋至髌骨内侧面，刀口线不变，刺入关节囊内，有落空感后，再提出刀锋至关节囊外，反复切开至囊内，都应有落空感。再予疏通、剥离。如有条索、结节，则调转刀口线90°，切开3～5刀，条索、结节变小或消失后出刀（图3-18）。

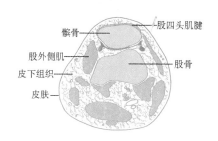

图 3-18　髌内侧缘点

（2）膝关节内侧关节间隙点：刀口线与肢体纵轴平行，刀体与皮面垂直。快速刺入皮肤与皮下组织，进入关节腔，并有落空感。退出关节囊后，纵行切开2～3刀，疏通、剥离。再提起刀锋出关节囊，调转刀口线90°，再切开关节囊2～3刀后出刀（图3-19）。

（3）股骨内上髁上点：此点往往在股骨内上髁骨凸的上内方，有明显的压痛，有时还有肿胀。刀口线与肢体纵轴平行，刀

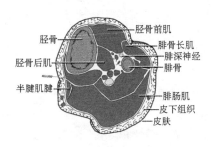

图 3-19　膝关节内侧关节间隙点

体与皮面垂直。快速刺入皮肤、皮下组织,直达骨面。纵行切开
3～5 刀,再予疏通、剥离,刀下有松动感后出刀。此点可能流出
无色透明且有粘稠感的液体(图 3-20)。

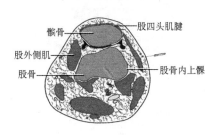

图 3-20　股骨内上髁上点

　　(4)内膝眼点:刀口线与肢体纵轴平行,刀体与皮面垂直,快
速刺入皮肤、皮下组织。调整刀体与近端皮面呈锐角(50°～
70°),匀速推进至关节腔内。当进入关节囊内后,再遇到软组织
即应是翼状皱襞,将其切开 2～4 刀后出刀(图 3-21)。

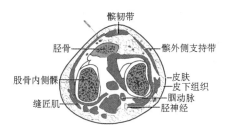

髌韧带

胫骨　　　　　　　　　　髌外侧支持带

股骨内侧髁　　　　　　　　　皮肤
　　　　　　　　　　　　　皮下组织

缝匠肌　　　　　　　　　腘动脉

　　　　　　　　　　　胫神经

图 3-21　内膝眼点

五、手法操作

首先屈伸膝关节多次，然后，以医生的同侧肘下部为垫物，置于腘部，另一手持患肢踝上，尽量屈膝屈髋至最大限度，反复2～3次。如有膝关节内、外翻，则予相反方向作分离动作，以开大关节间隙，矫正内、外翻畸形。

六、注意事项

1. 本病的针刀操作几乎都在关节腔内，更要严格无菌操作，保证手术安全。

2. 治疗后各治疗点用棉球或无菌纱布压迫针孔，创可贴覆盖针眼，要求 24h 内施术部位勿沾水，以免发生感染。

第四节　髌下脂肪垫损伤

髌下脂肪垫损伤又称髌下脂肪垫炎，其发病缓慢，是劳损所致，且有逐渐加重的趋势。此病在临床上多发生于运动员和膝关节运动较多者，缠绵难愈，针刀闭合型手术治疗有很好的疗效。

一、相关解剖

髌下脂肪垫

【局部解剖】 脂肪垫是腱围结构的一种,它广泛存在于肌腱末端。髌下脂肪垫是全身最大的脂肪垫之一,对膝关节有重大意义。髌下脂肪垫位于髌韧带与膝关节囊的滑膜之间的区域内,为一三角形的脂肪组织,脂肪垫向两侧延伸,厚度逐渐变薄,超出髌骨两侧缘约 10mm。在髌骨两侧向上延伸,形成翼状皱襞。髌下脂肪垫的上面呈凹形,朝后并微朝上,与半月板的凹面相连续。脂肪垫的下面几乎平坦,附于胫骨表面,部分覆盖半月板的前部,具有活动性。髌下脂肪垫将关节囊的纤维层与滑膜分开,并将滑膜推向软骨面。因此,髌下脂肪垫属于关节内滑膜外结构。该处滑膜有许多悬垂突出物(如翼状突起等),作用之一就是通过翼状皱襞继续向髁间窝前部延伸,形成黏液韧带,将脂肪垫固定于股骨髁间窝上。对髌韧带起减少摩擦的作用,并对膝关节起稳定的作用(图 3-22)。

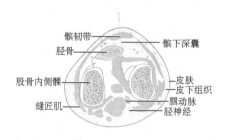

图 3-22 髌下脂肪垫

二、病因病理

髌下脂肪垫损伤是由于膝部脂肪垫受到一次剧烈的、或多次轻微的损伤后而引起的。此病多缓慢发病,由于膝关节的频繁屈、伸活动、摩擦而引起。日久则使脂肪垫发生充血、水肿、肥厚、机化等改变,减弱或丧失其润滑关节、吸收震荡、减少摩擦、稳定膝关节的作用。不仅如此,损伤后疤痕和粘连反而加剧了脂肪垫与髌韧带的相互摩擦,使髌韧带活动受到限制,从而产生疼痛和活动受限,特别是脂肪组织变硬,会影响伸膝功能。

三、临床表现与诊断

1. 病史　有膝关节劳损史,特别是以蹲位工作为主的劳动者或以跳跃、膝关节旋转等活动为主的人多发。

2. 疼痛　局部疼痛,即髌骨下、胫骨粗隆上、髌韧带后方疼痛。

3. 活动障碍　膝关节屈伸不利,下楼梯时疼痛明显,关节不能伸直。患者伸膝不全,当让患者充分伸膝时疼痛而重。

4. 肿胀　膝眼部肿胀,脂肪垫肥厚,两膝眼膨隆。

5. 压痛　髌韧带后和两侧有压痛,有时出现"卡阻"现象或跛行。

四、针刀操作

1. 体位　患者仰卧位,屈曲膝关节 70°～80°,使足平稳放于治疗床上。此时,髌韧带呈紧张状态,针刀操作时软组织的层次感十分明确,有利于准确找到所要求的层次。

2. 体表标志

(1)髌骨下极:髌骨的最下方,即呈三角形的尖端,见图 3-16。

(2)胫骨结节:胫骨嵴上端的骨性隆起,可以清楚看到和扪到,见图 3-12。

(3)髌韧带:髌骨下极至胫骨结节之间的韧带。伸膝时可清楚看到和扪到韧带两侧的边缘(图 3-23)。

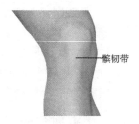

髌韧带

图 3-23　髌韧带

3. 定点

(1)髌韧带中点:髌骨下缘和胫骨粗隆之间的中点上,定 1 点,一般此点具有压痛。

(2)髌骨下极点:深触髌尖下有压痛,松解髌骨内侧下 1/3 脂肪垫附着处。

4. 操作

(1)髌韧带中点:刀口线与髌韧带纵轴平行,刀体和髌韧带皮面垂直。快速刺入皮肤,通过皮下组织、髌韧带,达髌韧带下与脂肪垫之间。先在脂肪垫的正中线上由上而下纵行切开剥离脂肪垫 3～4 刀,深度约 5mm(不穿透脂肪垫)。将刀锋提至髌韧带内侧面与脂肪垫的外面之间,刀口线方向不变,将刀体向内或向外倾斜与髌韧带内侧面平行,在髌韧带和脂肪垫之间深入,刀锋达髌韧带边缘。在此层次内,进行通透剥离。即刀体沿刀口线方向呈扇形大幅度移动,将髌韧带和脂肪垫分剥开来(图 3-24)。

(2)髌尖下点:刀口线与髌韧带纤维走向平行,刀体与皮面垂直快速刺入皮肤,皮下组织。将刀柄向尾端稍倾斜,刀锋指向髌尖。匀速推进达髌骨下极内侧骨面。调转刀口线 90°,与髌内侧面平行。调整刀锋到髌尖的内侧面,紧贴髌骨内侧面骨面(粗

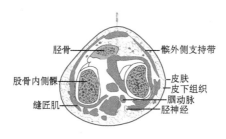

图 3-24　髌韧带中点

糙面),切开脂肪垫 3～5 刀,再行通透剥离,松动感明显时出刀
(图 3-25)。

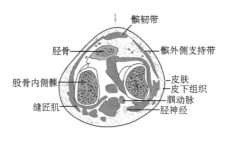

图 3-25　髌尖下点

五、手法操作

1. 膝关节伸直位,助手由髌骨上方向下推挤,医生以双手拇指压于髌韧带两侧,向内后上方深压,促使脂肪垫与髌韧带、髌尖的粘连进一步松解剥离。

2. 被动过屈、过伸膝关节数次。

3. 让患者自己最大限度的伸、屈膝关节数次。

六、注意事项

1. 切开髌下脂肪垫时,不得超过 5mm,不得切透脂肪垫进入关节腔。

2. 针刀穿过髌韧带时,有穿透坚韧软组织的感觉,达髌韧带与脂肪垫之间时,有落空感,进行通透剥离时,常有组织间粘连的阻滞感,剥离后刀下有宽松感。

3. 从髌韧带侧方进刀有一定的缺陷:第一,组织层次不易十分准确;第二,从侧面通透剥离易留有死角,即剥离不全面。

4. 治疗后各治疗点用棉球或无菌纱布按压,创可贴覆盖针眼,要求 24h 内施术部位勿沾水,以免发生感染。

第五节　髌韧带损伤

髌韧带损伤是常见病,分急性、慢性损伤。急性损伤主要有髌韧带自髌骨下缘撕脱、髌韧带中部断裂两种,完全断裂者极少,常见于青少年。慢性损伤是运动损伤中较常见的一种损伤,针刀闭合型手术治疗,疗效很好。

一、相关解剖

1. 髌韧带

【体表定位】　股四头肌用力时,髌韧带被拉进,此时容易在髌尖和胫骨粗隆之间触及。髌韧带厚而坚韧,全长均可触及,见图 3-23。

【局部解剖】　髌韧带位于膝关节前部,为股四头肌腱的延续部分,附着于髌骨底及两侧缘,上方起自髌骨尖和髌关节面的下方,向下止于胫骨粗隆及胫骨前嵴的上部,长约 8cm。韧带与关节囊的滑膜之间有膝脂体。髌韧带是伸膝装置的一部分,位于膝关节囊前面的皮下。伸膝装置由股四头肌、髌骨、髌韧带组成。髌韧带是股四头肌腱的延续。股四头肌在股骨前面形成3层，股直肌纤维在浅层，其纤维止于髌骨的上极，有一部分纤维止于髌骨的表面，或越过髌骨而延续为髌腱，即直接延续到胫骨粗隆。股内、外侧肌纤维在中层交叉并与髌周围的筋膜牢固结合，止于髌骨的内、外侧缘及上极。股中肌腱纤维在深层，位于关节囊之外。这些延续下来的股四头肌腱纤维，从髌骨上缘至髌骨下缘逐渐收缩为髌韧带。因此，髌韧带上端附着于髌骨下缘及其后方的粗面，远端止于胫骨粗隆。此韧带、厚而坚韧，上宽约30mm，下宽约25mm，总长60～80mm，是全身最强大的韧带之一。

在髌韧带的前面尚有4～7层疏松结缔组织，组成髌韧带的腱围结构，有利于髌韧带的滑动运动。髌韧带的后面是髌下脂肪垫，也有利于髌韧带的活动。髌韧带的作用是把股四头肌收缩的力传达给胫骨，使膝关节伸直。

髌韧带的血液供应比较丰富，其内、外两侧及上、下两端均有血管直接进入腱内，腱的深面尚有来自脂肪垫的血管。这些血管构成了髌腱周围的血管丛，营养着髌韧带、腱围结构和髌前部各组织。

髌骨下极的两侧还有由股内、外侧肌延续下来的伸膝腱膜形成的髌骨内、外侧斜束，从髌骨的两侧向下内、外斜行，止于胫骨内外髁，其纤维方向与股外，以及内侧肌的肌纤维走行方向完全一致，并与膝关节深筋膜相连，维持髌骨的稳定，且起到加强膝关节囊与伸膝作用。故髌韧带在伸膝装置的损伤中常同时受损。有时，斜束损伤增厚形成条索，引起弹响或疼痛，外侧尤为多见。

髌韧带的浅面和深面均有滑液囊，称髌下滑液囊。其中有胫骨粗隆皮下囊、髌腱下滑囊、胫骨粗隆腱下囊，以上各滑液囊都有减少摩擦的功能,而在过度摩擦的情况下又易发生滑囊炎。在髌韧带损伤时,髌韧带的腱围结构(当然包括滑液囊)首当其冲,治疗时也应考虑在内(图3-26)。

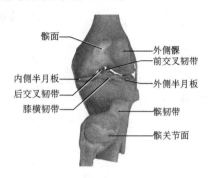

髌面
外侧髁
前交叉韧带
内侧半月板
外侧半月板
后交叉韧带
膝横韧带
髌韧带
髌关节面

图 3-26　髌韧带

2. 髌骨

【体表定位】　被检查者仰卧位或坐位,髌骨表面界线分明,底朝上为髌底,尖向下,可摸清其上方的髌底和下方的髌尖。当股四头肌松弛时,髌骨可向上下左右活动;当股四头肌收缩时,髌骨可随之向上下移动,且较固定,见图3-16。

【局部解剖】　髌骨是人体内最大的籽骨,为三角形的扁平骨,位于膝关节前方皮下,股四头肌腱扩展部内。髌骨被包绕与股四头肌肌腱当中,上方是股四头肌肌腱,下方是髌韧带,两侧分别是髌内外侧支持带,前面粗糙,后面为光滑的关节面(图3-27)。

3. 胫骨粗隆

【体表定位】　被检查者坐位或者卧位。位于胫骨上端与体相接处的前方,为一呈三角形的粗糙的骨性隆起,在膝关节的前下方可清楚地观察到,顺着髌韧带向下很容易触及,见图3-12。

【局部解剖】　胫骨粗隆为胫骨内外侧髁间前下方的骨性隆起,向下续于胫骨前缘,是髌韧带的附着处(图3-28)。

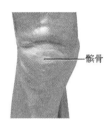

图3-27　髌骨

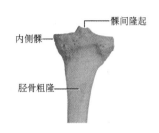

图3-28　胫骨粗隆、胫骨内外侧髁

4. 股四头肌

【体表定位】　股四头肌中的三块肌肉明显隆起显而易见。在髌骨直上方,大腿前面正中观察到的呈纺锤形隆起为股直肌,下端直接延续为股四头肌腱,可摸到其扁腱附着于髌骨底;在膝关节的内上方可以见到股内侧肌的隆起,它位于股直肌与缝匠肌的下段之间,比股外侧肌稍延伸向远侧;由髌骨外缘向上直至股骨干中部有一浅沟,作为股直肌与股外侧肌的分界线;股外侧肌呈梭状的隆起,位于阔筋膜张肌和髂胫束的内侧(图3-29)。

【局部解剖】　股四头肌是全身体积最大的肌,在大腿前下方,膝关节的上方,由股直肌、股内侧肌、股外侧肌、股中间肌组成。股直肌位于大腿前面。起自髂前下棘;股内侧肌和股外侧肌分别起自股骨粗线内外侧唇;股中间肌位于股直肌的深面,起自股骨体前面。四个头向下形成一个腱,包绕髌骨的前面和两侧面,向下延续为髌韧带,止于胫骨粗隆。股四头肌的作用是伸膝关节,其中股直肌还可屈髋关节(图3-30)。

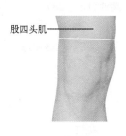

图 3-29　股四头肌

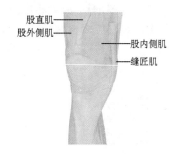

图 3-30　股四头肌

二、病因病理

1. 猝然猛伸膝关节或外力强制屈曲膝关节时,因股四头肌急剧收缩或强制延长,强大的力作用于髌韧带可导致髌韧带严重损伤。髌韧带损伤可分为两种:急性损伤多为猛力弹跳,股四头肌急剧收缩而猝然伸直膝关节,或直接撞击髌尖或髌韧带。但因髌韧带肥厚而坚韧,故一般不易被拉断,而多为髌韧带胫骨粗隆附着处的腱纤维部分撕脱或撕裂伤,或者是髌韧带起点两侧的纤维和血管受损伤。

2. 髌韧带的慢性损伤较多见,如从事反复蹲起动作的劳动者和反复跳跃的运动者。由于多次重复、反复牵拉髌韧带的髌尖和胫骨粗隆的附着处,引起腱末端的血运障碍,进而引起腱变性。病程日久,在修复过程中,机化增生,局部血运受阻,出现代谢障碍而形成粘连、结瘢、挛缩等改变,从而引起顽固性慢性疼痛。

3. 损伤后的髌腱,肉眼可见腱及腱围组织由白变黄、充血、肥厚,腱与腱围粘连,腱变硬甚至钙化。显微镜下,还可见许多病变:如腱止点潮线与钙化软骨层消失或不规则、断裂;潮线推进而有新骨化骨现象;纤维软骨带有毛细血管增生,小动脉钙化或软骨骨化;腱组织变性、波浪状腱纤维消失,代之以玻璃样变、脂肪浸润、血管入侵。腱内可有软骨或骨岛出现,腱围血管增生,血管壁增厚,管腔狭窄,滑液囊壁明显增厚等。

三、临床表现与诊断

1. 病史　少数患者有明确的外伤史,如膝前部受撞击、蹲位急起、跳跃损伤等。大部分患者无外伤史,而是有长期的慢性劳损史。

2. 伸膝无力　伸膝力量减弱轻者无明显疼痛,但伸膝无力,而伸膝动作依然存在,日久股四头肌可有肌萎缩。

3. 疼痛　轻者胫骨粗隆髌韧带附着点(或髌尖)、胫骨粗隆处有疼痛;重者呈跳痛状,跑步、行路均疼痛;上、下楼痛,能上楼,但下楼时症状最明显,轻者下楼不便,重者疼痛严重;半蹲位时疼痛加重,且常有打软腿现象。

4. 压痛　髌韧带起、止点处有压痛,膝关节不易伸直,走路可有跛行。髌腱变粗,有时可触到髌尖加长,且有压痛。

四、针刀操作

1. 体位　患者仰卧位,屈曲膝关节 70°~80°,使足平稳放于治疗床上。

2. 体表标志

(1)髌骨下极:髌骨的最下方,即呈三角形的尖端,见图 3-16。

(2)胫骨粗隆:胫骨嵴上端,即可扪及又可看到的骨性隆起,见图 3-12。

3. 定点

(1)髌韧带止点胫骨结节上端处定 1 点。

（2）髌韧带起点髌骨下极正中定1点。

（3）髌韧带下极两侧点各定1点，处理髌韧带上端两侧的斜束病变。

（4）髌韧带中段两侧点各定1点，当髌韧带肥厚特别明显时可设此点。

4. 操作

（1）在髌韧带止点胫骨结节处施术：刀口线与髌韧带纵轴平行，刀体和髌韧带皮面垂直，深度直达骨面，先纵行疏通，再横行剥离，如有硬结则纵行切开（图3-31）。

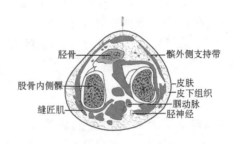

图3-31　髌韧带止点胫骨结节处施术

（2）在髌韧带起点髌骨下极处施术：刀口线与髌韧带纵轴平行，刀体与髌下极切线位垂直，即与下端皮面呈60°刺入，直达髌骨下极，行纵行疏通、横行剥离，再将刀锋调至髌尖下端，透过髌韧带，有落空感后立即停止进刀，在髌韧带深面行纵行疏通、横行剥离，有松动感后出刀。如有硬结纵行切开即可（图3-31）。

（3）在髌骨下极的髌韧带两侧点施术：刀口线与髌韧带纤维走向平行，刀体与髌下极切线位垂直刺入，直达髌骨下极骨面，行纵行疏通，横行剥离，再将刀锋调至髌骨下端边缘，穿过斜束支持带，有落空感后停止进刀，行纵行疏通、横行剥离。如觉组织硬韧,可纵行切开两刀,有松动感即可出刀(图 3-31)。

(4)在髌韧带正中段两侧点施术:刀口线要绝对平行于髌韧带纤维,即与肢体纵轴平行,刀体与皮面垂直刺入皮肤,穿过皮下组织和髌韧带,有落空感即停止进刀,并在此层面做纵行疏通、横行剥离 1～2 次,有松动感后出刀。按病变程度可选择多个点,针刀的运行方法均相同。也可在髌韧带的深面与腱围结构之间行通透剥离(图 3-31)。

五、手法操作

患者仰卧治疗床上,医生一手握患者踝上,另一前臂垫于腘窝,屈膝屈髋达最大限度,反复 2～3 次即可。

六、注意事项

1. 针刀的剥离点,应在髌韧带与胫骨结节或髌骨下极的附着点与韧带的交界处,而不是剥离韧带的附着面,这一点尤应提起注意。

2. 对髌韧带治疗时不能进入关节腔,故应选择适当角度,否则易进入膝关节腔。

3. 在骨科手术处理髌腱的方法中,有腱围切除和纵行切开髌腱的方法来改善变粗增厚的髌韧带的循环状况。这种治疗方法与针刀治疗方法不谋而合。外科手术需切口、缝合、固定、功能锻炼才能恢复,而针刀治疗则无此麻烦。

4. 治疗后各治疗点用棉球或无菌纱布按压,创可贴覆盖针眼,要求 24 小时内施术部位勿沾水,以免发生感染。

第六节　鹅足滑囊炎

缝匠肌、股薄肌及半腱肌经膝关节内侧止于胫骨结节内侧,相当于内侧膝关节间隙下 4cm,后 3cm 处,其外形类似鹅足而因此得名。鹅足囊的深面与膝内侧副韧带之间有一恒定的滑液囊,即鹅足滑囊。本病是膝关节内侧受到直接打击,或膝关节反复屈伸、扭转造成摩擦劳损或肌肉的反复牵拉,造成的鹅足滑囊无菌性炎症,称为鹅足滑囊炎。

一、相关解剖

鹅足囊

【局部解剖】 鹅足囊位于膝关节内侧,胫侧副韧带与半腱肌腱、股薄肌腱、缝匠肌腱之间,由于 3 个肌腱有致密的纤维膜相连,形似鹅足,故名。有时此囊与缝匠肌腱下囊相通。鹅足滑囊具有润滑膝关节和减少膝关节运动时肌腱相互摩擦的作用,见图 3-15。

二、病因病理

由于长期挤压、摩擦或损伤,致使滑囊壁发生充血、水肿、渗出、增生、肥厚及粘连。由于滑囊液分泌增多,造成滑囊膨大,引起慢性期囊壁水肿、肥厚及纤维化,滑膜增生成绒毛状。有的滑囊底或肌腱内有钙质沉着,从而严重影响膝关节的功能。

三、临床表现与诊断

1. 病史 常有膝关节外伤和劳损病史。

2. 疼痛 在膝关节内侧,相当于胫骨结节水平处出现疼痛。用力屈膝时,疼痛加重。严重者可出现跛行。被动伸直、外展及外旋膝关节时,局部疼痛加重。

3. 肿胀 胫骨结节水平处出现肿胀,手指按压时可有波动感。

四、针刀操作

1. 体位 患者仰卧位,屈曲膝关节 60°,使足平稳放于治疗床上。

2. 体表标志 胫骨内侧髁:检查者首先摸到胫骨内侧缘,向上滑动按压到胫骨上端有一骨性凹窝,向上推顶至骨性隆起即是胫骨内侧髁(图3-32)。

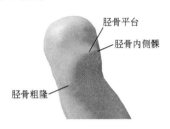

图 3-32 胫骨内侧髁

3. 定点

(1)胫骨内侧髁上缘处定1~2点。

(2)胫骨上段内侧部,鹅足滑囊挛缩点定1~2点。

4. 操作 刀口线与下肢纵轴方向一致,针刀经皮肤、皮下组织,到达胫骨内侧骨面,先提插刀法切割3刀,然后贴骨面分别向上、中、下做扇形铲剥3刀,范围0.5cm。

五、手法操作

针刀术后,患者仰卧,膝关节取伸直位,一助手按住股骨下端外侧,医生一手握持踝部,一手弹压膝关节外侧3次。

六、注意事项

治疗后各治疗点用棉球或无菌纱布按压,创可贴覆盖针眼,要求24h内施术部位勿沾水,以免发生感染。

第七节　髌下滑囊炎

膝部周围肌腱甚多,膝关节的运动量又很大,关节周围便有众多的滑液囊。这些滑液囊对肌腱的运动起一定的滑润作用,但也常是病变的多发部位。髌下各滑囊炎多见于青、壮年体力劳动者和运动员。起病缓慢,无明显外伤史。针刀闭合型手术治疗此病,疗效颇佳。

一、相关解剖

髌下滑囊

【局部解剖】　主要由髌下深囊(髌下囊)、髌下皮下囊(胫骨粗隆皮下囊)、胫骨粗隆腱下囊构成。髌下深囊位于髌韧带后面、胫骨前面与髌下脂肪垫的上极之间,即位于髌韧带的中、上1/3交界处;髌下皮下囊位于胫骨粗隆上缘髌韧带和皮肤之间的区域内,位置处于髌韧带的最下方;髌前皮下囊位于胫骨粗隆与髌韧带之间,是一个较大的恒定存在的滑液囊(图3-33)。

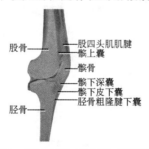

股骨——
胫骨——
股四头肌肌腱
髌上囊
髌骨
髌下深囊
髌下皮下囊
胫骨粗隆腱下囊

图 3-33　髌下滑囊、髌上囊、髌下脂肪垫

二、病因病理

多由于长期反复伸、屈膝关节,尤其是在膝关节半屈曲位时,滑液囊经受压力最大。在反复做跳跃动作时,髌韧带与胫骨上端发生反复撞击、摩擦,可导致滑囊急、慢性损伤。日久,在修复过程中,囊壁增厚、纤维化,使滑液囊开口闭锁,滑液不能排出,滑囊本身膨胀,导致髌韧带和胫骨上端得不到润滑而发病。

三、临床表现与诊断

1. **病史**　有长期以伸、屈膝活动、过度应用膝关节的劳损史。

2. **疼痛**　髌下隐痛不适,胫骨粗隆或稍上疼痛,膝关节伸屈不利,下楼疼痛明显,行路有轻度跛行。过多伸、屈膝关节引起疼痛加剧。

3. **畸形**　髌韧带下方可有囊样高起,可有波动感,并有压痛。

四、针刀操作

1. **体位**　患者仰卧位,屈曲膝关节 70°~80°,使足平稳放于治疗床上。

2. **体表标志**　胫骨粗隆:即胫骨结节,位于胫骨嵴上端,即可扪及又可看到的骨性隆起,见图 3-12。

3. **定点**

(1)髌下深囊点:位于髌骨下极与髌韧带上 1/3 部,痛点在髌韧带上部的深面定 1 点。

(2)胫骨粗隆腱下囊点:位于胫骨结节上端,髌韧带的下端的腱下,痛点在胫骨粗隆与髌韧带的交界处定 1 点。

(3)髌下皮下囊点:位于胫骨粗隆最高点,痛点在胫骨粗隆偏上之皮下定 1 点。

4. **操作**

(1)髌下深囊点:刀口线与髌韧带平行,刀体与皮面垂直。

刺入皮肤、皮下组织,穿过髌韧带后有明显的落空感。提起刀锋到髌韧带的深面,再向深处切去切开剥离2～3刀后出刀(图3-34)。

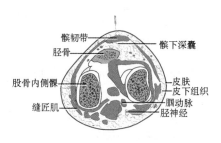

髌韧带　髌下深囊
胫骨
股骨内侧髁　皮肤
皮下组织
缝匠肌　腘动脉
胫神经

图3-34　髌下深囊点

(2)胫骨粗隆腱下囊点:刀口线与髌韧带平行,刀体和皮面垂直刺入,深达骨面。如滑液囊较大、积液较多时可有明显的落空感做囊壁切开,纵横疏通剥离2～3刀后出刀(图3-34)。

(3)髌下皮下囊点:刀口线与髌韧带平行,刀体与皮面垂直刺入皮肤与皮下组织,达囊性物之上再进刀有落空感,即到达皮下囊内。在囊的壁层上切开剥离2～3刀,再予纵、横疏通、剥离,即可出刀。按病变程度可选择多个点,针刀的运行方法均相同。也可在髌韧带的深面与腱围结构之间行通透剥离(图3-34)。

五、手法操作

医生以双手扣于小腿上段,双拇指紧压于病变处,用力挤压,使囊内液体尽量排除,可使治疗立见效果。然后,医生反复屈、伸膝关节。最后,以最大限度瞬时力屈曲膝关节一次。

六、注意事项

1. 髌韧带是全身承受力最大的韧带,不能损伤其纤维。要求刀口线必须与髌韧带腱纤维走行绝对平行。

2. 只有将滑液囊壁真正切开,并使囊液由滑液囊周围皮下组织吸收,才能彻底治愈。

3. 治疗后各治疗点用棉球或无菌纱布按压,创可贴覆盖针眼,要求 24h 内施术部位勿沾水,以免发生感染。

第八节 膝关节骨性关节炎

膝骨性膝关节炎是指由于各种原因(创伤、持续劳损、肥胖等)所致的关节软骨出现原发性或继发性退行性改变,并伴有软骨下骨质增生,使关节面逐渐被破坏及产生畸形,影响膝关节功能的一种退行性疾病。疾病的整个过程不仅影响到膝关节软骨,还涉及整个关节,包括软骨下骨、韧带、关节囊、滑膜及关节周围肌肉。它开始表现为膝关节软骨生化代谢的异常,进而出现结构上的损害,产生纤维化、缝隙、溃疡及整个关节面的缺损,导致关节疼痛和功能丧失。临床上又把膝关节骨性关节炎分为继发性和原发性两种。所谓继发性是指该病继发于关节的先天或后天畸形及关节损伤;而原发性则多见于老人,发病原因多为遗传和体质虚弱等。针刀治疗原发性骨质增生有较好的效果。

一、相关解剖

膝关节骨性关节炎的病变点包括:髌上囊、髌下脂肪垫、髌骨内外侧支持带、腓侧副韧带、胫侧副韧带、鹅足囊、髌韧带止点、前交叉韧带起点内外缘及后交叉韧带起点内外缘等。

1. 髌上囊

【局部解剖】 髌上囊位于髌骨上方,是膝关节最大的滑囊,位于股四头肌腱和股骨前面之间,此囊成年后常与关节腔相通。当膝关节腔积液时,可出现浮髌感。髌韧带两侧的凹陷处,向后可扪及膝关节间隙,此处相当于半月板前端,当半月板损伤时,该处可有压痛,见图3-33。

2. 髌下脂肪垫

【局部解剖】 脂肪垫是腱围结构的一种,它广泛存在于肌腱末端。髌下脂肪垫是全身最大的脂肪垫之一,对膝关节有重大意义。髌下脂肪垫位于髌韧带与膝关节囊的滑膜之间的区域内,为一三角形的脂肪组织,脂肪垫向两侧延伸,体积逐渐变薄,超出髌骨两侧缘约10mm。在髌骨两侧向上延伸,形成翼状皱襞。髌下脂肪垫的上面呈凹形,朝后并微朝上,与半月板的凹面相连续。脂肪垫的下面几乎平坦,附于胫骨表面,部分覆盖半月板的前部,具有活动性。髌下脂肪垫将关节囊的纤维层与滑膜分开,并将滑膜推向软骨面。因此,髌下脂肪垫属于关节内滑膜外结构,该处滑膜有许多悬垂突出物(如翼状突起等),其中之一就是通过翼状皱襞。它继续向髁间窝前部延伸,形成粘液韧带,将脂肪垫固定于股骨髁间窝上,起减少髌韧带摩擦的作用,稳定膝关节,见图3-33。

3. 髌骨内外侧支持带

【体表定位】 嘱被检查者充分伸膝,使股四头肌松弛,将髌骨向外推,使髌外侧支持带处于紧张状态,髌外侧支持带可在垂直于其径路的平面上触诊到。向外牵引髌骨时,髌内侧支持带突起,髌内侧支持带可横向触诊(图3-35)。

【局部解剖】 髌骨内外侧支持带为强韧的支持组织,位于髌骨及髌韧带两侧,与股四头肌和髌韧带共同组成伸膝装置。髌支持带起于股四头肌腱的内、外侧纤维,向下止于胫骨上端内

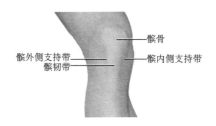

图 3-35　髌骨内外侧支持带

面,内附着于髌骨侧缘前面,外侧纤维与外侧副韧带相连。髌支持带分为浅、深两层,浅层纤维束垂直,连接股四头肌与胫骨;深层纤维束水平,从髌骨侧缘连到股骨内外上髁,又称为髌股韧带。另外,髌外侧支持带还与髂胫束和膝深筋膜交织,髌内侧支持带与半膜肌、缝匠肌和膝深筋膜相连,使膝关节的稳定性得到进一步的加强(图 3-36)。

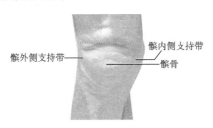

图 3-36　髌骨内外侧支持带

4.膝关节外侧副韧带

【体表定位】　膝关节屈曲位时,在股二头肌腱前方摸到一条索样结构即是。当屈膝及小腿旋外时,腓侧副韧带松弛,因此容易摸到。反之,腓侧副韧带紧张,则不易摸清,见图 3-1。

【局部解剖】　膝关节外侧副韧带是一条坚韧的椭圆状韧

带,长约 50mm,位于膝关节的外侧,如小指粗细,扪之如圆柱一般。上附着于股骨外侧髁,紧靠腘肌沟上方;向下后止于腓骨头稍前;膝外侧副韧带全长不与关节囊相连。在腓侧副韧带与关节囊的间隙中,稍上方有腘肌腱与腘肌滑液囊,其下方并有膝下外侧动脉、静脉和神经通过。腓侧副韧带大部被股二头肌腱掩盖。此韧带与其浅面的股二头肌腱和髂胫束有加强和保护膝关节外侧部的作用。屈膝时该韧带松弛,伸膝时韧带紧张,见图3-2。

5. 膝关节内侧副韧带

【体表定位】 韧带上方起自股骨内上髁收肌结节处,向下止于胫骨内侧髁的内侧面。在膝关节半屈曲位时,可于膝关节内侧皮下触及该韧带,见图3-10。

【局部解剖】 膝关节内侧副韧带位于膝关节的内侧,又名胫侧副韧带,韧带扁宽,呈带状,起自股骨收肌结节下方,止于胫骨内侧髁内侧。胫侧副韧带分浅、深两层,两层紧密结合,无间隙。深层纤维较短,架于关节间隙的上下,附着于股骨与胫骨内侧关节面的边缘。其纤维起于股骨内上髁,止于胫骨干内面和关节边缘,内面与内侧半月板的中后部紧密相连,构成关节囊的一部分,亦称内侧关节囊韧带。浅层纤维较长,可分为前纵部和后斜部两部分,起于股骨内上髁顶部的收肌结节附近,止于胫骨上端的内面,距胫股关节面 40～50mm。在膝关节完全伸直时,内侧副韧带最紧张,可阻止膝关节的任何外翻与小腿旋转活动。同时膝关节周围有很多滑囊,构成膝关节内侧的腱围结构,见图3-2。

6. 鹅足囊

【局部解剖】 鹅足囊位于膝关节内侧,胫侧副韧带与半腱肌腱、股薄肌腱、缝匠肌腱之间,由于三个肌腱有致密的纤维膜相连,形似鹅足,故名鹅足囊。有时此囊与缝匠肌腱下囊相通。

鹅足滑囊具有润滑膝关节和减少膝关节运动时肌腱相互摩擦的作用,见图3-15。

7. 髌韧带

【体表定位】 股四头肌用力时,髌韧带被拉紧,此时容易在髌尖和胫骨粗隆之间触及。髌韧带厚而坚韧,全长均可触及,见图3-23。

【局部解剖】 髌韧带位于膝关节前部,为股四头肌腱的延续部分,附着于髌骨底及两侧缘,上方起自髌骨尖和髌关节面的下方,向下止于胫骨粗隆及胫骨前嵴的上部,长约8cm。韧带与关节囊的滑膜之间有膝脂体。髌韧带是伸膝装置的一部分,位于膝关节囊前面的皮下。伸膝装置由股四头肌、髌骨、髌韧带组成。髌韧带是股四头肌腱的延续。股四头肌在股骨前面形成三层:其中,股直肌纤维在浅层,其纤维止于髌骨的上极,有一部分纤维止于髌骨的表面,或越过髌骨而延续为髌腱,即直接延续到胫骨粗隆。股内、外侧肌纤维在中层交叉并与髌周围的筋膜牢固结合,止于髌骨的内、外侧缘及上极。股中间肌腱纤维在深层,位于关节囊之外。这些延续下来的股四头肌腱纤维,从髌骨上缘至髌骨下缘逐渐收缩为髌韧带。因此,髌韧带近端附着于髌骨下缘及其后方的粗面,远端止于胫骨粗隆。此韧带厚而坚韧,上宽约30mm,下宽约25mm,总长60～80mm,是全身最强大的韧带之一。

在髌韧带的前面尚有4～7层疏松结缔组织,组成髌韧带的腱围结构,有利于髌韧带的滑动。髌韧带的后面是髌下脂肪垫,也有利于髌韧带的活动。髌韧带的作用是把股四头肌收缩的力传达给胫骨,使膝关节伸直。

髌韧带的血液供应比较丰富,其内、外两侧及上、下两端均有血管直接进入腱内,腱的深面尚有来自脂肪垫的血管。这些血管构成了髌腱周围的血管丛,营养髌韧带、腱围结构和髌前部各组织。

髌骨下极的两侧还有由股内、外侧肌延续下来的伸膝腱膜形成的髌骨内、外侧斜束,从髌骨的两侧向下内、外斜行,止于胫骨内外侧髁,其纤维方向与股外、内侧肌的肌纤维走行方向完全一致,并与膝关节深筋膜相连,维持髌骨的稳定,且起到加强膝关节囊与伸膝作用。故在伸膝装置的损伤中常同时受损。有时,斜束损伤增厚形成条索,引起弹响或疼痛,外侧尤为多见。

髌韧带的浅面和深面均有滑液囊,称髌下滑液囊。其中有胫骨粗隆皮下囊、髌腱下滑囊、胫骨粗隆腱下囊,以上各滑液囊都有减少摩擦的功能,而在过度摩擦的情况下又易发生滑囊炎。在髌韧带损伤时,髌韧带的腱围结构(当然包括滑液囊)首当其冲地,治疗时也应考虑在内,见图3-2。

8. 前、后交叉韧带

【局部解剖】 前交叉韧带位于关节囊内,起自胫骨髁间隆起的前内侧,斜向后外上方,止于股骨外侧髁内侧面的上部。此韧带分别与内侧半月板的前端和外侧半月板的前端相融合,有限制胫骨向前移位的作用。

后交叉韧带位于关节囊内,居前交叉韧带的后内侧,较前交叉韧带短而坚韧。起自胫骨髁间隆起的后方及外侧半月板的后端,斜向内上方,止于股骨内侧髁的外侧面。此韧带有限制胫骨向后移位的作用,见图3-2。

9. 腓骨头

【体表定位】 被检查者坐位或者仰卧位,腓骨头位于胫骨外侧髁后外稍下方,与胫骨粗隆在同一平面上,当膝关节屈曲时,可在膝关节的外侧下方看见腓骨头形成的隆起,见图3-4。

【局部解剖】 腓骨头为腓骨上端的锥形膨大,又称腓骨小头。腓骨头的顶部呈结节状称腓骨头尖,有股二头肌腱及腓侧副韧带附着,见图3-5。

10. 胫骨粗隆

【体表定位】 胫骨粗隆位于胫骨上端与胫骨体连接处的前方,为一呈三角形的骨性隆起,在膝关节的前下方可清楚地观察到,因为胫骨粗隆是髌韧带的抵止点,顺着髌韧带向下(或顺着胫骨前缘向上)很容易触及该结构,见图3-12。

【局部解剖】 胫骨粗隆是髌韧带的抵止点,周围浅层有股神经前皮脂分布,深层有股神经关节支和膝关节动静脉网分布,见图3-28。

11. 胫骨内、外侧髁

【体表定位】 胫骨内、外侧髁为胫骨上端内外两侧的膨大处,位于膝关节内外侧的下方,并分别与股骨内外侧髁相对,内侧髁较大,外侧髁较突出,均易在皮下触及。在外侧髁的表面可触及一明显的结节,为髂胫束的主要附着处。

【局部解剖】 胫骨外侧髁为髂胫束的主要附着处,后下方腓骨头位置有腓总神经通过;胫骨内侧髁处有小腿内侧皮神经通过,深层有胫神经,周围有胫后动、静脉,见图3-28。

12. 股骨内上髁与外上髁

【体表定位】 在股骨内侧髁的内侧面及外侧髁的外侧面均有一粗糙的凸隆,分别称为股骨内上髁和股骨外上髁。股骨内上髁较大,为膝关节胫侧副韧带附着部,内上髁的顶部有一三角形的小结节,为收肌结节,有大收肌腱附着,收肌结节相当于股骨下端骨骺线的平面,用指尖沿股部的内侧缘向下,首先摸到的骨性隆起即是收肌结节。股骨外上髁较小,有膝关节腓侧副韧带附着。

【局部解剖】 股骨外上髁处有股外侧肌、膝关节腓侧副韧带附着,并有髂胫束和股二头肌腱越过,此处有旋股外侧动脉降支,布有股前皮神经、股外侧皮神经;股骨内上髁处有股内侧肌附着,顶部有一三角形的小结节,为收肌结节,有大收肌腱附着,布有股前皮神经及股神经肌支,有股动、静脉肌支通过,见图3-3。

二、病因病理

膝关节的骨性关节炎根本的病因是继发性的,是膝关节周围的软组织损伤后,引起膝关节的力平衡失调导致疾病的发生。有研究证实,膝关节的骨性关节炎是受外在因素的影响而形成的。一是膝关节周围的软组织损伤引起粘连、牵拉,破坏了膝关节的力平衡,使关节内产生了高应力点;二是由于某种疾病,如类风湿关节炎,破坏了关节周围的软组织,从而使关节内力平衡失调而出现了骨刺。

三、临床表现与诊断

1. 病史　就诊前1个月大多数时间有膝痛。

2. 疼痛　膝关节疼痛,或突然活动时有刺痛,膝关节伸直到一定程度时引起疼痛,并且在膝关节的伸屈过程中发出捻发音可出现关节积液。严重者甚至有肌肉萎缩。

3. 功能障碍　行走不便,关节伸屈受限,下蹲及上下楼困难,并常伴有腿软的现象。

四、针刀操作

膝关节骨性关节炎的病变点包括:髌上囊、髌下脂肪垫、髌骨内外侧支持带、腓侧副韧带、胫侧副韧带、鹅足囊、髌韧带止点、前交叉韧带起点内外缘及后交叉韧带起点内外缘等。针刀治疗时应根据患者疼痛的部位和症状,针对性松解这些病变关键点的粘连瘢痕。

1. 体位　患者仰卧位,屈膝关节70°～80°,使足平稳放于治疗床上。

2. 体表标志

(1)股骨内上髁:为股骨内侧下段的最高隆起处,约平髌骨中段平面。股骨的最突出部为股骨内上髁。内上髁的上方可扪及收肌结节,见图3-11。

(2)收肌结节:用手指沿股骨内侧缘向下扪摸,在股骨内上髁上方可触到一骨性隆起即是。此结节在膝内侧面,股内侧肌与腘绳肌(股后肌群)之间的一自然凹窝之中,见图3-11。

(3)膝关节内侧间隙:伸、屈膝关节可扪及关节间隙,活动时更易扪清,见图3-6。

(4)胫骨粗隆:即胫骨结节,胫骨嵴上端的隆起部,可扪及又可看到的骨性隆起,见图3-12。

(5)胫骨内、外侧髁:位于膝关节内外侧的下方,并分别与股骨内外侧髁相对,内侧髁较大,外侧髁较突出,均易在皮下触及,见图3-35。

(6)髌骨:髌骨表面界线分明,底朝上为髌底,尖向下,可摸清其上方的髌底和下方的髌尖。当股四头肌松弛时,髌骨可向上下左右活动;当股四头肌收缩时,髌骨可随之向上下移动,且较固定,见图3-12。

3. 定点

(1)胫侧副韧带定1~2点。

(2)髌内侧支持带定1~2点。

(3)髌韧带及周围定1~2点。

(4)髌外侧支持带定1~2点。

(5)腓侧副韧带及髂胫束定1~2点。

(6)股四头肌腱及髌上囊定1~2点。

(7)鹅足滑囊定1~2点。

4. 操作

(1)胫侧副韧带点:刀口线与下肢纵轴方向一致,针刀体与皮肤垂直,针刀经皮肤、皮下组织,当刀下有韧性感时,即到达胫侧副韧带,先纵疏横剥2～3刀,然后调转刀口线90°,提插刀法切割2～3刀(图3-37)。

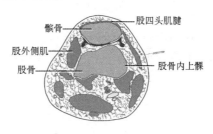

图 3-37　胫侧副韧带点

(2)髌内侧支持带点:刀口线与下肢纵轴方向一致,针刀体与皮肤垂直,严格按四步进针刀规程进针刀,针刀经皮肤、皮下组织,当刀下有韧性感时,即到达髌内侧支持带,先纵疏横剥2～3刀,然后调转刀口线90°,"十"字提插刀法切割2～3刀(图3-38)。

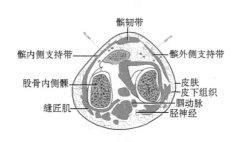

图 3-38　髌内侧支持带点

(3)髌韧带点:刀口线与下肢纵轴方向一致,针刀体与皮肤垂直,针刀经皮肤、皮下组织,当刀下有韧性感时,即到达髌韧带,进针刀 1cm,纵疏横剥 2～3 刀(图 3-39)。

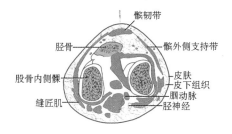

图 3-39 髌韧带点

(4)髌外侧支持带点:刀口线与下肢纵轴方向一致,刀体与皮肤垂直,针刀经皮肤、皮下组织,当刀下有韧性感时,即到达髌外侧支持带,先纵疏横剥 2～3 刀,然后调转刀口线 90°,"十"字提插刀法切割 3 刀(图 3-40)。

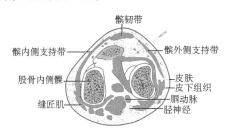

图 3-40 髌外侧支持带点

(5)腓侧副韧带及髂胫束点:刀口线与下肢纵轴方向一致,针刀体与皮肤垂直,针刀经皮肤、皮下组织,当刀下有韧性感时,即到达腓侧副韧带和髂胫束,纵疏横剥 2～3 刀(图 3-41)。

(6)股四头肌腱及髌上囊点:刀口线与下肢纵轴方向一致,针刀体与皮肤垂直,针刀经皮肤、皮下组织,当刀下有韧性感

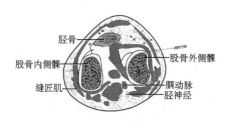

胫骨

股骨内侧髁

缝匠肌

股骨外侧髁

腘动脉

胫神经

图 3-41 腓侧副韧带及髂胫束点

时,即到达股四头肌腱,先纵疏横剥 2～3 刀,再调转刀口线 90°,"十"字提插刀法切割 2～3 刀,然后继续进针刀,当刀下有落空感时即已穿过股四头肌腱,纵疏横剥 2～3 刀,范围 0.5cm (图 3-42)。

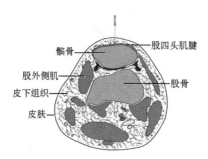

髌骨

股外侧肌

皮下组织

皮肤

股四头肌腱

股骨

图 3-42 股四头肌腱及髌上囊点

(7)鹅足滑囊点:刀口线与下肢纵轴方向一致,针刀体与皮肤垂直,针刀经皮肤、皮下组织,直达骨面,纵疏横剥 2～3 刀(图 3-43)。

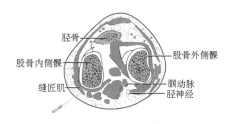

胫骨

股骨内侧髁

缝匠肌

股骨外侧髁

腘动脉

胫神经

图 3-43　鹅足滑囊点

五、手法操作

让患者仰卧,医生一手握住踝关节上方,另一手托住小腿上部,在牵拉状态下,摇、晃、旋转伸屈膝关节,然后用牵引状态下的推拿手法,将内、外翻和轻度屈曲畸形纠正,同时纠正膝关节内部的力平衡失调。

六、注意事项

治疗后各治疗点用棉球或无菌纱布按压,创可贴覆盖针眼,要求 24h 内施术部位勿沾水,以免发生感染。

第九节　髌骨软化症

本病是髌骨软骨面及其相对的股骨髌面的关节软骨损伤所致,以膝部不适、髌骨后方疼痛、膝内侧隐痛为主要表现,X 线片显示髌骨关节面不平以及髌骨移位。

一、相关解剖

1. 髌上囊

【局部解剖】　髌上囊位于髌骨上方,是膝关节最大滑囊,位于股四头肌腱和股骨前面之间,此囊成年后常与关节腔相通。当膝关节腔积液时,可出现浮髌感。髌韧带两侧的凹陷处,向后可扪及膝关节间隙,此处相当于半月板前端,当半月板损伤时,该处可有压痛,见图3-36。

2. 髌下脂肪垫

【局部解剖】 脂肪垫是腱围结构的一种,它广泛存在于肌腱末端。髌下脂肪垫是全身最大的脂肪垫之一,对膝关节有重大意义。髌下脂肪垫位于髌韧带与膝关节囊的滑膜之间的区域内,为一三角形的脂肪组织,脂肪垫向两侧延伸,体积逐渐变薄,超出髌骨两侧缘约10mm。在髌骨两侧向上延伸,形成翼状皱襞。髌下脂肪垫的上面呈凹形,朝后并微朝上,与半月板的凹面相连续。脂肪垫的下面几乎平坦,附于胫骨表面,部分覆盖半月板的前部,具有活动性。髌下脂肪垫将关节囊的纤维层与滑膜分开,并将滑膜推向软骨面。因此,髌下脂肪垫属于关节内滑膜外结构。该处滑膜有许多悬垂突出物(如翼状突起等),其中之一就是通过翼状皱襞。它继续向髁间窝前部延伸,形成粘液韧带,将脂肪垫固定于股骨髁间窝上。对髌韧带起减少摩擦的作用,并对膝关节起稳定的作用,见图3-33。

3. 髌骨内外侧支持带

【体表定位】 嘱被检查者充分伸膝,使股四头肌松弛,将髌骨向外推,使髌外侧支持带处于紧张状态,髌外侧支持带可在垂直于其径路的平面上触诊到;向外牵引髌骨时,髌内侧支持带突起,髌内侧支持带可横向触诊。

【局部解剖】 髌骨内外侧支持带为强韧的支持组织,位于髌骨及髌韧带两侧,与股四头肌和髌韧带共同组成伸膝装置。髌支持带起于股四头肌腱的内、外侧纤维,向下止于胫骨上端内面,内附着于髌骨侧缘前面,外侧纤维与外侧副韧带相连。髌支持带分为浅、深两层,浅层纤维束垂直,连接股四头肌与胫骨;深层纤维束水平,从髌骨侧缘连到股骨内外上髁,又称为髌股韧带。另外,髌外侧支持带还与髂胫束和膝固有筋膜交织,髌内侧支持带与半膜肌、缝匠肌和膝固有筋膜相连,使膝关节的稳定性得到进一步的加强,见图 3-41。

4. 髌骨

【体表定位】　患者仰卧位或坐位。髌骨表面界线分明,底朝上为髌底,尖向下,可摸清其上方的髌底和下方的髌尖。当股四头肌松弛时,髌骨可向上下左右活动;当股四头肌收缩时,髌骨可随之向上下移动,且较固定,见图 3-16。

【局部解剖】　髌骨是人体内最大的籽骨,为三角形的扁平骨,位于膝关节前方皮下,股四头肌腱扩展部内。髌骨被包绕于股四头肌肌腱当中,上方是股四头肌肌腱,下方是髌韧带,两侧分别是髌内外侧支持带,前面粗糙,后面为光滑的关节面,见图 3-27。

5. 髌股韧带

【局部解剖】　内侧髌股韧带起于髌骨内侧缘,向后止于股骨内侧髁,可被动限制髌骨向外侧移位。外侧髌股韧带起自髌骨外缘,向后止于股骨外侧髁,它与外侧半月板髌韧带和髂胫束融合在一起,形成比内侧更为坚强的纤维组织韧带,在体表可扪及。

二、病因病理

膝关节的活动每时每刻都有髌骨参与,而髌骨下面有 7 个小关节面,在下肢伸屈过程中,在不同的角度都有一个小关节面和股骨关节面相吻合,如髌骨周围的软组织有一处因损伤而发生挛缩或弛缓,这都将影响髌骨关节面和股骨关节面的吻合。如果髌骨周围的软组织有一处挛缩或弛缓,髌股关节就出现不吻合,而髌骨下面的各个小关节面边缘均有突起的骨嵴,关节不吻合时,这些骨嵴就和股骨关节面互相摩擦而损伤关节软骨,使之渐渐变得粗糙。髌骨运行轨道全靠周围软组织的互相协调,软组织功能出现障碍,髌骨则偏离原来的运行轨道,与股骨关节面发生摩擦、撞击。关节周围的滑囊也因此受到继发性损伤,致使脂肪垫充血和肥厚,影响髌骨关节面和周围软组织的滑液供应,引起疼痛和运动障碍。此外,由于髌骨软骨缺乏滑液的供应,并且微循环障碍可导致髌骨缺乏营养,再加之摩擦撞击的损伤,使髌骨出现损伤和退变。综上所述,髌骨软化症的主要问题不是髌骨软骨本身的问题,而是其周围软组织的损伤导致力平衡失调而造成。

三、临床表现与诊断

1. **病史** 有膝部外伤史或长期膝关节剧烈运动史,如自行车运动员等。

2. **疼痛** 患侧膝关节疼痛,上下楼梯时疼痛加重,或有"打软腿"或"假绞锁征"现象。

3. **查体** 髌下脂肪垫压痛阳性,髌骨研磨试验阳性,单腿半蹲痛阳性。

四、针刀操作

1. **体位** 患者仰卧位,屈曲膝关节 70°～80°,使足平稳放于治疗床上。

2. **体表标志**

(1)髌骨内外侧支持带:被检查者充分伸膝,使股四头肌松弛,将髌骨向外推,使髌外侧支持带处于紧张状态,髌外侧支持带可在垂直于其径路的平面上触诊到;向外牵引髌骨时,髌内侧支持带突起,髌内侧支持带可横向触诊。

(2)髌韧带:位于髌骨内外侧支持带深面,纤维束水平。内侧髌韧带起于髌骨内侧缘,向后止于股骨内侧髁,可被动限制髌骨向外侧移位。外侧髌韧带自髌骨外缘,向后止于股骨外侧髁,它与外侧半月板髌韧带和髂胫束融合在一起,形成比内侧更为坚强的纤维组织韧带,在体表可扪及,见图 3-23。

(3)髌上囊:髌上囊位于髌骨上方,是膝关节最大的滑囊,位于股四头肌腱和股骨前面之间,此囊成年后常与关节腔相通。

(4)髌骨:髌骨表面界线分明,底朝上为髌底,尖向下,可摸清其上方的髌底和下方的髌尖。当股四头肌松弛时,髌骨可向上下左右活动;当股四头肌收缩时,髌骨可随之向上下移动,且较固定,见图 3-17。

3. 定点

(1)髌上囊定 1～2 点。

(2)髌下脂肪垫定 1～2 点。

(3)髌内外侧支持带定 1～2 点。

(4)髌股韧带上、下、左、右及周围定 3～4 点。

4. 操作

(1)髌上囊点:针刀体与皮肤垂直,刀口线与股四头肌方向一致,针刀经皮肤、皮下组织,当穿过股四头肌有落空感时,即到达髌上囊,先纵疏横剥 3 刀,然后将针刀体向大腿方向倾斜 45°,针刀沿股骨凹面提插 3 刀,以疏通髌上囊与关节囊的粘连点,范围 0.5cm(图 3-44)。

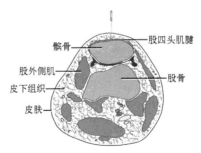

图 3-44　髌上囊点

(2)髌下脂肪垫点:针刀体与皮肤垂直,刀口线与髌韧带走行方向一致,经皮肤、皮下组织,当穿过髌韧带有明显落空感时,再进针刀 1cm,即到达髌下脂肪垫,纵疏横剥 3 刀,范围 0.5cm(图 3-45)。

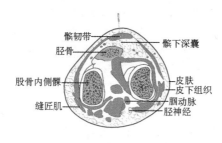

图 3-45　髌下脂肪垫点

(3)髌内、外侧侧支持带点:刀口线与下肢纵轴方向一致,针刀体与皮肤垂直,针刀经皮肤、皮下组织,当刀下有韧性感时,即到达髌内侧支持带,先纵疏横剥 2～3 刀,然后调转刀口线 90°,"十"字提插刀法切割 2～3 刀(图 3-46)。

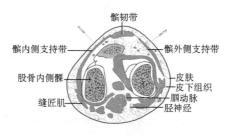

图 3-46　髌内、外侧侧支持带点

(4)髌股韧带周围点:分别在髌骨外缘上份、下份,髌骨内缘上、下份定位,刀口线与下肢纵轴平行,针刀紧贴髌骨外上缘、外下缘、内上缘、内下缘骨面铲剥 3 刀,深度 0.5cm。

五、手法操作

患者仰卧,患肢伸直,医生拇指和其他四指张开,抓握住髌骨,用力上下(沿肢体纵轴)滑动髌骨,这样可使关节囊、支持韧带进一步松解。医生一手拿住患肢踝关节上缘,令患者屈膝屈髋,另一手拇指顶住髌骨上缘,再令患肢伸直,同时拇指用力向下顶推髌骨,用力方向为直下方和斜下方。对膝关节伸屈障碍者,用过伸过屈膝关节的镇定手法,在过伸过屈位置上各停留 30s。

六、注意事项

治疗后各治疗点用棉球或无菌纱布按压,创可贴覆盖针眼,要求 24h 内施术部位勿沾水,以免发生感染。

第 4 章

踝足部疾病的针刀治疗

第一节　踝关节陈旧性损伤

　　本病为踝关节韧带损伤或断裂引发的一种病症。可发生于任何年龄,尤以运动员发病较多,急性期足外翻时疼痛明显。如果是韧带撕裂,则可有内、外翻畸形。急性损伤后引起局部出血、水肿,通过人体的自我修复和自我调节,最终形成粘连瘢痕、韧带挛缩,严重者引起踝关节强直。针刀治疗踝关节陈旧性损伤效果较好。

一、相关解剖

1. 踝关节

【局部解剖】　踝关节由胫骨远端、腓骨远端和距骨体构成。其中胫骨远端内侧的突出部分为内踝,腓骨远端的突出部分为外踝,而后踝则为胫骨远端后缘的唇状突出。踝穴由胫骨远端关节面、内踝、外踝和后踝组成。距骨体紧靠在踝穴内。踝关节承载人体全身重量,属于屈戌关节,主要功能为背伸和跖屈。位于距骨体上面的关节面从前向后有一定的凹度,而胫骨下端关节面有一个相应的凸度,从而使两者构成了相互吻合的关节。正是这样的凹凸关系保证了踝关节的活动局限于屈伸的范围内。踝关节内踝的位置较外踝高,外踝把距骨体的外侧遮盖,内侧至少有 1.5cm 以上的区域未被遮盖。距骨体外侧有 2/3 是关节面,内侧只有 1/3 是关节面。经过内外踝的韧带、肌腱均在其前后通过,这样的解剖特点有利于踝关节的前后运动,使足背伸的小腿前侧肌群有使足跟趋向着地的作用,两者相互协调,共同维持踝关节的运动平衡(图 4-1)。

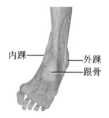

内踝　　外踝
　　　　跟骨

图 4-1　踝关节

2. 周围韧带

【局部解剖】　踝关节周围有 3 组主要韧带:下胫腓韧带、内侧副韧带及外侧副韧带。下胫腓韧带连接胫骨下端,有稳定踝关节的作用;内侧副韧带(三角韧带)起自内踝顶端,呈扇形分布,分别附于舟骨、距骨前内侧及下跟舟韧带;外侧有 3 条独立的韧带,即距腓前韧带、跟腓韧带和距腓后韧带,由于外侧的韧带较内侧的韧带弱,加上内踝较短,所以易发生足内翻(脚心朝内侧)而损伤外侧副韧带。踝关节背屈时,距骨无活动余地,但在跖屈(提起脚跟)时,距骨可向两侧轻微活动,所以踝关节往往在跖屈位发生内翻位扭伤。同时,在踝的前侧、内侧、外侧,深筋膜均加厚,形成支持带,以保护由其下经过的肌腱与血管、神经。其中在足背的伸肌支持带更为重要,分为伸肌上支持带和伸肌下支持带,其中伸肌上支持带为一宽带,位于距小腿关节的上方,由胫骨前缘至腓骨前缘,内侧为一管,胫骨前肌腱、踇长伸肌、趾长伸肌、胫前动脉、腓深神经都行经其下。伸肌下支持带位于距小腿关节的远侧,可呈 X 形或 Y 形,有足部的各伸肌腱通过(图 4-2)。

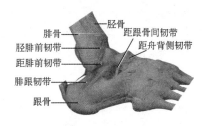

图 4-2　周围韧带

3. 胫骨下端和内踝

【体表定位】　顺着胫骨的前缘和内侧面向下触摸直至踝部,可摸清胫骨的下端和内踝。由于胫骨的下端近似四方形,所以其前缘不如上部的胫骨前嵴明显,但胫骨的内缘却比上部容易摸清。内踝位于距小腿关节的内侧,是胫骨下端内侧骨质形成的一个粗大的隆起,容易观察和触及,是重要的骨性标志(图4-3)。

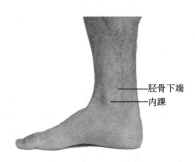

图 4-3　胫骨下端和内踝

【局部解剖】　胫骨外观呈三棱柱形,下端逐渐扩大,呈四边形,其终末端称为平台,即胫骨远端关节面,是踝关节的主要负重关节面。内侧面向下延伸,形成一坚强的钝锥状骨突,称为内踝。内踝的关节软骨与胫骨远端关节面的软骨相连。内踝可分为前丘部和后丘部,两者以球部结节间沟为界,前球部明显低于后球部。大隐静脉从其前侧通过,内踝处行针刀治疗时要注意勿刺破大隐静脉。胫骨下端的外侧面有一切迹,称为腓切迹。其下方粗糙的凹陷面为下胫腓韧带附着处。切迹前后缘隆起,前方隆起称为胫骨前结节,后方隆起称为胫骨后结节。腓切迹的后面粗糙,有浅、深两沟,外侧为浅沟,有拇长屈肌腱通过,内侧沟较深,称为踝沟,有胫骨后肌与趾长屈肌腱通过。胫骨下端关节面自前向后凹成弧形,后缘骨突形成一骨性突起,称为后踝,有些学者称其为"第三踝"。胫骨下端的前缘形成的骨突,有少数学者称其为前踝,是构成踝穴的前侧部分(图4-4)。

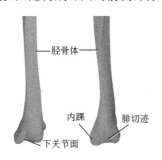

图4-4 胫骨下端和内踝

4. 腓骨下端和外踝

【体表定位】 腓骨干上3/4部被肌肉包绕,故较难触及,而腓骨干的下1/4直至外踝位置表浅,容易摸清。外踝呈锥形,窄而长,比内踝小,外踝尖比内踝尖低约1cm,且偏后约1cm(图4-5)。

【局部解剖】 其下端向下突出的部分,即外踝,是构成踝关节不可缺少的部分,其外形呈锥形,低于内踝约1cm。腓骨下端在临床上是容易发生撕脱性骨折的常见部位,也对踝关节的稳定性起着加固作用。腓骨下端内侧面的前上部有微凹的关节面,称为踝关节面,与距骨相关节。其关节面多数呈梨形或三角形,少数呈菱形,外踝关节面的后下方为外踝窝,为胫腓后韧带及距腓后韧带的附着部(图4-6)。

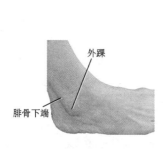

图 4-5　腓骨下端和外踝

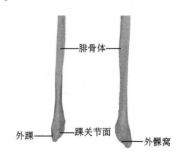

图 4-6　腓骨下端和外踝

5. 距骨

【体表定位】　当足处于中立位时,紧靠内踝所摸到的骨性部分相当于距骨颈及距骨头的内侧面。当足跖屈时,距骨体前部可滑出关节之外,而显于距小腿关节之前,亦可触及。距骨颈内侧面位于足舟骨粗隆和内踝之间连线的中点。被检查者足先置于自然位置,检查者示指放在外踝前缘,向内向下轻推,即可触及距骨颈外侧面。抬起足前段并稍旋后,可使外侧面易于接近(图4-7)。

【局部解剖】　位于胫、腓骨与跟骨之间,可分为头、颈及体三部。前部为距骨头,前面有关节面与舟骨相接。头后稍细部分为距骨颈。颈后较大的部分为距骨体,体上面及两侧面的上份均为关节面,称为距骨滑车,前宽后窄,与胫骨下关节面相关节。体和头的下面,有前、中、后3个关节面,与跟骨关节上面相关节。距骨的血供主要来自胫后动脉的跗骨管动脉、三角支后结节支、胫前动脉的颈上支和跗骨窦动脉(图4-8)。

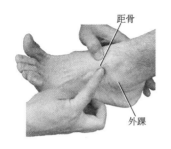

图 4-7　距骨

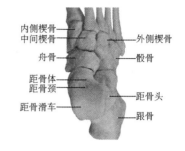

图 4-8　距骨

6.姆长伸肌

【体表定位】　被检查者姆趾充分背屈,检查者拇指对着受试者姆趾末节背侧施以阻力,试图使其跖屈,在姆趾背面可见姆长伸肌肌腱。在小腿远侧部,姆长伸肌肌腹位于胫骨前肌和趾长伸肌之间(图4-9)。

【局部解剖】　姆长伸肌位于胫骨前肌和趾长伸肌之间,起于胫骨内侧面之下 2/3 及其邻近的骨间膜,向下移行于长腱,经十字韧带深面止于姆趾末节趾骨基底部的背面。姆长伸肌的作用是伸姆趾,并使足背屈(图4-10)。

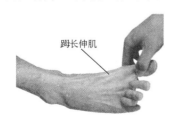

图 4-9　长伸肌

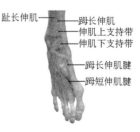

图 4-10　长伸肌

7. 趾长伸肌

【体表定位】 检查者右手放置于被检查者足趾背侧,以抵抗足趾背屈,让被检查者保持足背屈、外展和内旋,在足背可见到呈放射状分布到 2—4 趾的趾长伸肌肌腱(图 4-11)。

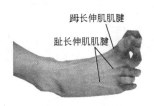

图 4-11 趾长伸肌

【局部解剖】 趾长伸肌起自腓骨前面上 2/3 和邻近骨间膜、胫骨上端、前肌间隔及小腿深筋膜,在足部分为 4 支,止于外侧四趾,其中间束止于第 2 节趾骨底的背侧,两侧束止于第 3 趾骨底背侧。趾长伸肌能伸第 2—5 趾及背屈足,见图 4-10。

二、病因病理

踝关节扭伤多在行走、跑步、跳跃或下楼梯时,踝关节跖屈位,突然向外或向内翻,外侧或内侧副韧带受到强大的张力作用,致使踝关节失去平衡与协调,而发生踝关节扭伤。其中最多发生在外侧副韧带,以距腓前韧带损伤较多。反复的损伤会导致踝关节周围肌肉、韧带的慢性劳损,关节周围的力学失衡,骨和关节的移位和变形,逐渐变成踝关节的陈旧性损伤。

三、临床表现与诊断

1. 病史 多有急性外伤史,踝关节反复扭伤史。

2. 疼痛 踝关节内、外侧疼痛、肿胀、压痛,因外踝较内踝长,外侧韧带薄弱,使足内翻活动度较大,临床上外侧韧带损伤较为常见。

3. 跛行　走路跛行,有时可见皮下瘀血。

四、针刀操作

1. 体位　患者俯卧位。

2. 体表标志

(1)内踝尖:内踝位于距小腿关节的内侧,是胫骨下端内侧骨质形成的一个粗大的隆起,最高点即为内踝尖,容易观察和触及,是重要的骨性标志,见图4-3。

(2)外踝尖:沿腓骨干的下 1/4 向下形成的一个粗大的隆起,最高点即为外踝尖,容易摸清。外踝呈锥形,窄而长,比内踝小,外踝尖比内踝尖低约 1cm,且偏后约 1cm,见图4-5。

(3)距骨:当足处于中立位时,紧靠内踝所摸到的骨性部分相当于距骨颈及距骨头的内侧面。当足跖屈时,距骨体前部可滑出关节之外,而显于距小腿关节之前,亦可触及,见图4-7。

(4)跟骨:在跟腱两侧可触摸到跟骨上面后段。跟骨后面像一个底朝下的三角形。上部窄而光滑,下部宽而粗糙,为跟腱附着处。在足底的跟骨下后段即跟骨结节,结节的下面有内侧突和外侧突。跟骨结节稍前方是跟骨前结节,亦可由距骨颈绕过足内侧缘向足底触及。跟骨载距突距内踝下约 1 横指。其上部支持着跟骨内侧关节面,即与距骨相关节。跟骨上面后外侧部位于距骨之后、跟腱的外侧。跟骨外侧面后部平坦而粗糙,几乎位于皮下(图4-12)。

(5)跟腱:为小腿三头肌合成的肌腱,抵止于跟结节。在小腿下段与跟腱上方可见明显的条状隆起,可清楚看到,并能用手指捏起,既宽又厚,十分强劲有力,见图4-12。

(6)鿒长伸肌:被检查者鿒趾充分背屈,检查者拇指对着鿒趾末节背侧施以阻力,试图使其跖屈,在鿒趾背面可见鿒长伸肌肌腱,见图4-9。

(7)趾长伸肌:检查者右手放置于被检查者足趾背侧,以抵抗足趾背屈,让被检查者保持足背屈、外展和内旋,在足背可见到呈放射状分布到2—4趾的趾长伸肌肌腱,见图4-9。

3. 定点

(1)踝关节前侧定2～3点,分别松解趾长伸肌、姆长伸肌和伸肌下支持带。

(2)踝关节内侧定2～3点,分别松解内侧副韧带起止点。

(3)踝关节后侧、外侧定2～3点,分别松解外侧副韧带、距腓前后韧带、跟腓韧带。

4. 操作

(1)踝关节前侧点

①松解趾长伸肌腱鞘的粘连瘢痕:在踝关节平面、足背动脉外侧1cm处定位。刀口线与2～5趾长伸肌腱方向一致,针刀体与皮肤呈90°,针刀经皮肤、皮下组织,当刀下有阻力感时,即到达趾长伸肌腱鞘的粘连瘢痕,继续进针刀1mm,纵疏横剥3刀,范围0.5cm(图4-13)。

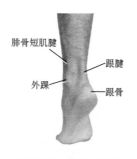

图4-12 跟骨、跟腱

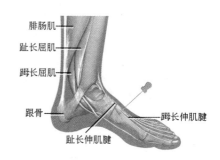

图4-13 趾长伸肌

②松解𧿹长伸肌腱鞘上部的粘连瘢痕:在踝关节平面、足背动脉内侧1cm处定位。刀口线与𧿹长伸肌腱方向一致,刀体与皮肤呈90°,针刀经皮肤、皮下组织,当刀下有阻力感时,即到达𧿹长伸肌腱鞘上部的粘连瘢痕,继续进针刀1mm,纵疏横剥3刀,范围0.5cm(图4-14)。

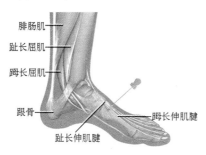

腓肠肌
趾长屈肌
𧿹长屈肌
跟骨
趾长伸肌腱
𧿹长伸肌腱

图4-14 𧿹长伸肌

③松解伸肌下支持带的粘连瘢痕:刀口线与小腿纵轴方向一致,针刀体与皮肤呈90°,针刀经皮肤、皮下组织,当刀下有阻力感时,即到达伸肌下支持带下部的粘连瘢痕,提插刀法切割3刀,刀下有落空感即停止,然后纵疏横剥3刀,范围0.5cm(图4-15)。

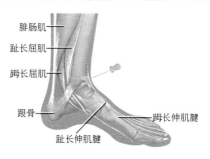

腓肠肌
趾长屈肌
𧿹长屈肌
跟骨
趾长伸肌腱
𧿹长伸肌腱

图4-15 伸肌下支持带

（2）踝关节内侧点

①针刀松解三角韧带的起点：从内踝尖部进针刀，刀口线与下肢纵轴平行，针刀体与皮肤呈 90°，针刀经皮肤、皮下组织，到达内踝尖骨面，调转刀口线 90°，在骨面上向下铲剥 3 刀，范围 0.5cm。然后退针刀至皮下，针刀体分别向前向后至内踝尖前部及后部，再调转刀口线 90°，在骨面上向下铲剥 3 刀，范围 0.5cm（图 4-16）。

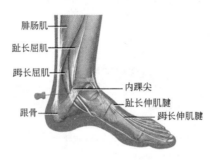

腓肠肌
趾长屈肌
踇长屈肌
内踝尖
趾长伸肌腱
跟骨
踇长伸肌腱

图 4-16　三角韧带

②松解三角韧带的胫舟部止点：从内踝尖部前下方 2cm 处进针刀，刀口线与下肢纵轴平行，针刀体与皮肤呈 90°，针刀经皮肤、皮下组织，到达舟骨骨面，调转刀口线 90°，在骨面上向下铲剥 3 刀，范围 0.5cm（图 4-17）。

③松解三角韧带的胫跟部止点：从内踝尖部下方 2cm 处进针刀，刀口线与下肢纵轴平行，针刀体与皮肤呈 90°，针刀经皮肤、皮下组织，到达跟骨骨面，调转刀口线 90°，在骨面上向下铲剥 3 刀，范围 0.5cm（图 4-18）。

④松解三角韧带的部止点：从内踝尖部后下方 2cm 处进针刀，刀口线与下肢纵轴平行，针刀体与皮肤呈 90°，针刀经皮肤、皮下组织，到达距骨骨面，调转刀口线 90°，在骨面上向下铲剥 3

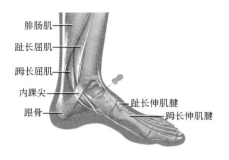

图 4-17　三角韧带的胫舟部止点

腓肠肌
趾长屈肌
姆长屈肌
内踝尖
跟骨
趾长伸肌腱
姆长伸肌腱

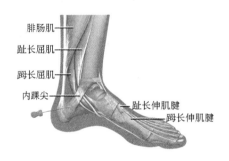

图 4-18　三角韧带的胫跟部止点

腓肠肌
趾长屈肌
姆长屈肌
内踝尖
趾长伸肌腱
姆长伸肌腱

刀,范围 0.5cm(图 4-19)。

（3）踝关节后侧、外侧点

①松解外侧副韧带的起点:从外踝尖部进针刀,刀口线与下肢纵轴平行,针刀体与皮肤呈 90°,针刀经皮肤、皮下组织,到达外踝尖骨面后,调转刀口线 90°,在骨面上向下铲剥 3 刀,范围 0.5cm,以松解跟腓韧带的起点,然后退针刀至皮下,针刀体分别向前、向后至外踝尖前部及后部,再调转刀口线 90°,在骨面上向下铲剥 3 刀,范围 0.5cm,以松解距腓前韧带的起点和距腓后韧

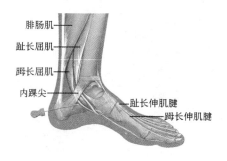

腓肠肌

趾长屈肌

踇长屈肌

内踝尖

趾长伸肌腱

踇长伸肌腱

图 4-19　三角韧带的部止点

带的起点(图 4-20)。

②松解距腓前韧带的止点:从外踝尖部前下方 2cm 处进针刀,刀口线与下肢纵轴平行,针刀体与皮肤呈 90°,针刀经皮肤、皮下组织,到达距骨外侧骨面,调转刀口线 90°,在骨面上向下铲剥 3 刀,范围 0.5cm(图 4-21)。

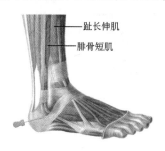

趾长伸肌

腓骨短肌

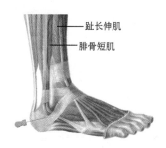

趾长伸肌

腓骨短肌

图 4-20　踝关节后侧、外侧点　　　　**图 4-21　前韧带的止点**

③松解跟腓韧带的止点:从外踝尖部下方 2cm 处进针刀,刀口线与下肢纵轴平行,针刀体与皮肤呈 90°,针刀经皮肤、皮下组织,到达跟骨外侧骨面,调转刀口线 90°,在骨面上向下铲剥 3

刀,范围 0.5cm(图 4-22)。

④松解距腓后韧带的止点:从外踝尖部后下方 2cm 处进针刀,刀口线与下肢纵轴平行,针刀体与皮肤呈 90°,针刀经皮肤、皮下组织,到达跟骨后方骨面,调转刀口线 90°,在骨面上向下铲剥 3 刀,范围 0.5cm(图 4-23)。

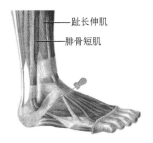

图 4-22 韧带的止点

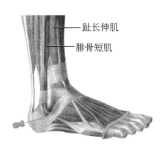

图 4-23 腓后韧带的止点

五、手法操作

在助手的协助下行踝关节的对抗性牵引,使关节充分背屈、跖屈 5 次后,施关节弹压术以促使关节恢复到正常角度。

六、注意事项

1. 松解趾长伸肌腱和踇长伸肌腱时,应避开足背动脉。

2. 治疗后各治疗点用棉球或无菌纱布按压,创可贴覆盖针眼,要求 24h 内施术部位勿沾水,以免发生感染。

第二节 慢性跟腱炎

慢性跟腱炎是一种以跟腱及其周围部位疼痛为主要临床表现的疾病,多因外伤、劳损、感染或跟骨骨刺等刺激所致。

一、相关解剖

跟腱

【体表定位】 在小腿下端及距小腿关节的后方摸到的粗大肌腱为跟腱,见图 4-12。

【局部解剖】 跟腱为身体最长、最坚强的肌腱,长约 15cm,起于小腿中部,由腓肠肌和比目鱼肌合成。肌腱由上向下逐渐增厚、变窄,在踝后部最窄,止于跟骨结节后面的下半部。跟腱有两个鞘,外鞘由肌腱的深部筋膜组成,内鞘直接贴附于跟腱,其结构很似滑膜,内、外鞘之间可相互滑动、摩擦,长期过度的活动可产生炎症(图 4-24)。

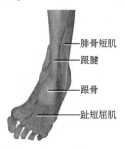

腓骨短肌
跟腱
跟骨
趾短屈肌

图 4-24　跟腱、跟骨

二、病因病理

由于跟腱的慢性劳损如长距离行走、慢跑、跟腱处的外伤以及穿太紧的鞋长期摩擦刺激等引起跟腱及其轴位组织的充血、水肿、炎性渗出,病程迁延日久可致纤维性增生,跟腱轴位组织粘连或增厚。

三、临床表现与诊断

1. *疼痛*　跑跳时跟腱疼痛,重者走路时也会疼痛。患者用力跖屈抗阻时疼痛加重,主动背伸或主动跖屈痛。

2. 压痛　跟腱周围压痛,以跟腱中段居多。

3. 跟腱及周围形态改变　跟腱周围变粗,呈梭形。

四、针刀操作

1. 体位　患者俯卧位,踝关节下垫枕或沙袋,使踝关节比较舒适稳定。

2. 体表标志

(1)跟腱:为小腿三头肌合成的肌腱,抵止于跟结节。在小腿下段与跟骨上方可见明显的条状隆起,可清楚看到,并能用手指捏起,既宽又厚,十分强劲有力,见图4-12。

(2)跟结节:为跟骨后、下部边缘的骨性隆起,是各支持带的附着处。由内踝向下后扪去,是一个很宽的皮肤凹陷区,在凹陷区的后下方,有一片条状隆起带,沿跟骨边缘走行,此即为跟结节。跟结节并不是一个单纯的、孤立的骨凸,而是沿跟骨后方四周所呈现的骨性隆起(图4-25)。

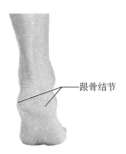

跟骨结节

图 4-25　跟结节

3. 定点

(1)跟腱点,在跟腱附着点稍上方定1点。

（2）跟腱两侧点，在跟腱止点两侧稍上方，内外侧各定1～2点。

（3）小腿后侧下段寻找压痛点定位1～2点。

4. 操作

（1）跟腱点：刀口线与跟腱腱纤维走行方向平行，刀体与皮面垂直，快速刺入皮肤。继续向深部推进，穿过跟腱皮下滑液囊、跟腱、跟腱腱下囊等组织，到达跟骨骨面，然后，提起刀锋，纵行切开3～4刀，再予纵行疏通、横行剥离，刀下有松动感后出刀（图4-26）。

（2）跟腱两侧点：刀口线与跟腱走行方向一致，刀体与皮面垂直。于跟腱侧方刺入皮肤，直达骨面。提起刀锋至皮下，纵行切开2～3刀，每刀均应到达骨面，再予纵行疏通、横行剥离；对侧同法操作。此时，操作并未结束，再次提起刀锋至皮下，调整刀体与躯干额状面平行（即与躯干正中矢状面垂直），将针刀匀速推进至跟腱前方的疏松组织中，行疏通剥离，有松动感后出刀（图4-27）。

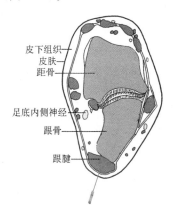

图 4-26　跟腱点

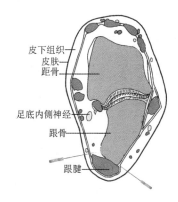

图 4-27　跟腱两侧点

（3）小腿后侧下段压痛点：在小腿后侧下段寻找压痛点定位。刀口线与下肢纵轴平行,针刀体与皮肤呈 90°,针刀经皮肤、皮下组织,当刀下有阻力感时,即到达腓肠肌,继续进针刀,当刀下有突破感时,即到达腓肠肌与比目鱼肌间隙,在此纵疏横剥 3刀,范围 0.5cm。松解小腿下段腓肠肌与比目鱼肌肌腹之间的粘连、瘢痕(图 4-28)。

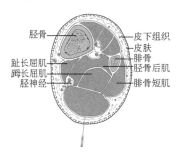

胫骨　　　　　皮下组织
　　　　　　　皮肤
趾长屈肌　　　腓骨
踇长屈肌　　　胫骨后肌
胫神经　　　　腓骨短肌

图 4-28　小腿后侧下段压痛点

五、手法操作

患者仰卧位,医生双手握足底前部,嘱患者踝关节尽量背屈,在背屈到最大位置时,术者用力将踝关节背屈 1 次。

六、注意事项

1. 在针刀操作中,必须注意刀口线要与跟腱腱纤维走行一致。绝对不可切断跟腱纤维。

2. 治疗后各治疗点用棉球或无菌纱布按压,创可贴覆盖针眼,要求 24h 内施术部位勿沾水,以免发生感染。

第三节　跟痛症

　　跟痛症主要是指患者在行走或站立时足底部疼痛,多由慢性损伤引起,常伴有跟骨结节部的前缘骨刺。本病多发生于中老年人。

一、相关解剖

　　1. 跟骨

　　【体表定位】　在跟腱两侧可触摸到跟骨上面后段。跟骨后面像一个底朝下的三角形。上部窄而光滑,下部宽而粗糙,为跟腱附着处。在足底的跟骨下面后段即跟骨结节,结节的下面有内侧突和外侧突。跟骨结节稍前方是跟骨前结节,亦可由距骨颈绕过足内侧缘向足底触及。跟骨载距突距内踝下约1横指。其上部支持着跟骨内侧关节面,即与距骨相关节。跟骨上面后外侧部位于距骨之后、跟腱的外侧。跟骨外侧面后部平坦而粗糙,几乎直接位于皮下,见图4-12。

　　【局部解剖】　跟骨为足骨中最大者,位于距骨的下方,呈不规则长方形,前部窄小,后部宽大,形成足跟部的隆起。跟骨后部肥大的部分称为跟骨体,体的后端突出,称为跟骨结节,跟骨可分为上、下、前、后、内和外6个面。上面中部有卵圆形凸隆的后距关节面,跟骨上面的内侧,有一扁平的突起,称为载距突,其上面有凹陷的中距关节面,跟骨上面前侧的小关节面为前距关节面,后、中、前距关节面分别与距骨体下面的相应的面相关节。跟骨下面狭窄而粗糙,有足底长韧带及足底方肌的外侧头附着,前端为跟骰足底侧韧带的附着部。跟骨的内侧面凹陷,于载距突的下面,有自后上方向前下方经过的姆长屈肌腱沟。跟骨的外侧面宽广而平滑,前部有一结节,称为滑车突,滑车突的后下侧有腓骨长肌腱沟。跟骨的前面呈方形有一鞍状关节面,称为骰骨关节面,与骰骨相关节。跟骨的后面凸隆,呈卵圆形,可分为三部,上部光滑;中部宽广而粗糙,为跟腱的附着部;下部斜向前下方,居于皮下。跟骨后面向下方移行于跟结节,结节的下面有内侧、外侧突,跟骨结节内侧突较大,跟骨结节外侧突较小而显著,见图4-24。

2. 跖腱膜

【局部解剖】 跖腱膜又称为足底腱膜,由纵行排列的致密的结缔组织构成,其间有横向纤维交织,分为内外侧部和中央部,内外侧部分别覆盖足踇趾和小趾的固有肌,中央部最强最厚,起于跟骨结节内侧突,继而呈腱膜状分为5个束支至各趾。在跖骨头的近端各束浅层支持带与皮肤相连,见图4-29。

3. 足弓

【体表定位】 内侧足弓较外侧明显,顺着足大趾可以向上触到骨性突起,即第1跖骨跖骨头,此为足弓起点,向后一次可触到第1跖骨跖骨体、跖骨底,楔骨,足舟骨,距骨,跟骨,跟骨为足弓止点(图4-30)。

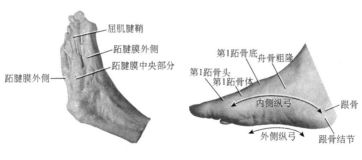

图 4-29　跖腱膜　　　　　图 4-30　足弓

【局部解剖】 足弓包括内侧纵弓、外侧纵弓和足横弓。内侧纵弓包括跟骨、距骨、足舟骨、楔骨和内侧3块跖骨,内侧纵弓比外侧纵弓高,活动性大,并且更有弹性,其变扁平逐渐拉紧跟舟足底韧带和足底筋膜;外侧纵弓包括跟骨、骰骨和外侧2块跖骨,骨性结构低于内侧纵弓;足横弓由跖骨头及沿足外侧缘的软组织组成,横弓不通过其下面的软组织进行力的传递。腓骨长肌腱是维持横弓的重要力量(图4-31)。

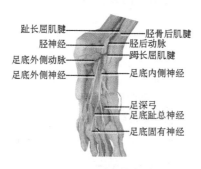

趾长屈肌腱—— ——胫骨后肌腱
胫神经—— ——胫后动脉
足底外侧动脉—— ——踇长屈肌腱
足底外侧神经—— ——足底内侧神经
——足深弓
——足底趾总神经
——足底固有神经

图4-31 足弓及足底神经和血管

二、病因病理

长期站立的工作和负重的搬运工,以及长途行军的军人、来回走动的纺织工等,其跖腱膜长期处于绷紧状态,时久就产生了劳损性病变。病变最容易发生在跖腱膜的跟骨附着区。老年人跖腱膜和其他组织一样趋于老化状态,弹性较差,因此稍长时久站立和行走就会产生跖腱膜病变而产生足跟痛症状。此外,由高处坠落时足尖着地支撑,跳跃时足先蹬地,这一瞬间对跖腱膜猛烈牵扯或足底受硬而锐利垫衬的挤磕等作用,就发生了跖腱膜创伤性炎症。

三、临床表现与诊断

1. **病史** 起病缓慢,可有数月至数年的病史。

2. 疼痛　每天晨起踏地行走时足跟跖面刺痛,行走片刻后疼痛缓解,行走过多时疼痛又加重。病程日久则呈持续性疼痛,甚至每走一步疼痛难忍,尤其是走在不平路面或踩在石头上疼痛更甚。

3. 压痛　压痛以足跟跖面偏内侧最为明显,足跟着力部软组织坚韧,甚至出现硬结。

四、针刀操作

1. 体位　患者仰卧位。

2. 体表标志　跟骨结节:为跟骨后、下部边缘的骨性隆起,是各支持带的附着处。由内踝向下后扪去,是一个很宽的皮肤凹陷区,在凹陷区的后下方,有一片条状隆起带,沿跟骨边缘走行,此即为跟结节。跟结节并不是一个单纯的、孤立的骨凸,而是沿跟骨后方四周所呈现的骨性隆起,见图4-25。

3. 定点

(1)跟骨结节前下缘压痛点定1～2点。

(2)跟骨结节内缘定压痛点定1～2点。

4. 操作

(1)跟骨结节前下缘点:从跟骨结节前下缘进针刀,刀口线与跖腱膜方向一致,针刀体与皮肤呈90°,针刀经皮肤、皮下组织、脂肪垫,到达跟骨结节前下缘骨面,调转刀口线90°,在骨面上向前下铲剥3刀,范围0.5cm(图4-32)。

(2)跟骨结节内缘点:在第1支针刀内侧2cm的压痛点定位。从跟骨结节内缘进针刀,刀口线与跖腱膜方向一致,针刀体与皮肤呈90°,针刀经皮肤、皮下组织、脂肪垫,到达跟骨结节内缘骨面,调转刀口线90°,在骨面上向前下铲剥3刀,范围0.5cm(图4-33)。

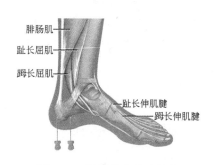

图 4-32　跟骨结节前下缘点

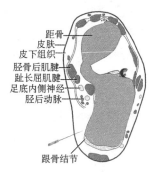

图 4-33　跟骨结节内缘点

五、手法操作

患者仰卧位,医生双手握足底前部,嘱患者踝关节尽量背屈,在背屈到最大位置时,术者用力将踝关节背屈 1 次。

六、注意事项

1. 针刀治疗跟痛症是对挛缩的跖腱膜进行松解,不是用针刀去刮除、切断骨质增生。骨质增生是人体对力平衡失调的自我修复和自我调节的结果,它本身不是引起疼痛的主要原因,跖腱膜的粘连瘢痕、起点处的应力集中才是引起疼痛的根本原因,故针刀松解跖腱膜的粘连和挛缩后,疼痛即可消失,骨质增生会逐渐变钝,不再影响患者的功能。

2. 治疗后各治疗点用棉球或无菌纱布按压,创可贴覆盖针眼,要求 24h 内施术部位勿沾水,以免发生感染。

第四节　足背侧腱鞘囊肿

足背侧腱鞘囊肿是指发生于踝关节囊或腱鞘附近的囊肿,

有单房性和多房性之分。囊内为无色透明的黏液,囊腔可与关节腔或腱鞘相同,但也可呈封闭状。

一、相关解剖

1. 腱鞘

【局部解剖】 足踝部共有8个腱鞘:前方3个(胫前肌腱、踇长伸肌腱和趾长伸肌腱)、内侧3个(胫后肌腱、踇长屈肌腱和趾长屈肌腱)、外侧1个(腓骨长、短肌腱)、后侧1个(跟腱)。以足背腱鞘囊肿较多见,多起源于足背动脉外侧的趾长伸肌腱腱鞘(图4-34)。

2. 足背伸肌支持带

【局部解剖】 足背的伸肌支持带分为伸肌上支持带和伸肌下支持带,其中伸肌上支持带为一宽带,位于距小腿关节的上方,由胫骨前缘至腓骨前缘,内侧为一管,胫骨前肌腱、踇长伸肌、趾长伸肌、胫前动脉、腓深神经都行经其下。伸肌下支持带位于距小腿关节的远侧,可呈X形或Y形,有足部的各伸肌腱通过(图4-35)。

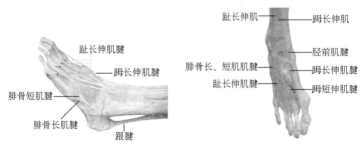

图4-34 腱鞘

图4-35 足背伸肌支持带

3. 足背筋膜间隙

【局部解剖】 由足背的深筋膜的浅、深两层构成,浅层为伸肌下支持带的延续,薄而坚韧,附着于足两侧的骨膜上,深层即覆盖于骨间背侧肌背面,并于跖骨骨膜相愈合。在此间隙内有趾长伸肌腱、趾短伸肌腱,腓深神经的分支和足背动、静脉等内容物。

二、病因病理

本病与各种急慢性损伤有着密切的联系。由于外伤或慢性劳损致关节囊鞘稍上方的结缔组织局部血运不良,发生黏液样变性,形成囊肿。

三、临床表现与诊断

1. 病史　多有急慢性损伤或劳损史,可发生于任何年龄,青少年多见。

2. 足背部肿物　肿物表面光滑,无粘连、无压痛,有囊性感,有的存在多囊。

四、针刀操作

1. 体位　患者坐位或仰卧位。

2. 体表标志

(1)拇长伸肌:被检查者拇趾充分背屈,检查者拇指对着拇趾末节背侧施以阻力,试图使其跖屈,在拇趾背面可见拇长伸肌肌腱,见图4-9。

(2)趾长伸肌:检查者右手放置于被检查者足趾背侧,以抵制足趾背屈,让被检查者,保持足背背屈、外展和内旋,在足背可见到呈放射状分布到2-4趾的趾长伸肌肌腱,见图4-9。

(3)足背部肿物:肿物表面光滑,无粘连、无压痛,有囊性感,按之多无压痛。

3. 定点　在足背肿块突出处定1~2点。

4. 操作　足背肿块突出点：刀口线与多与趾长伸肌腱、踇长伸肌腱纤维走行方向平行，刀体与皮面垂直刺入皮肤，通过皮肤达皮下组织，刺破囊壁，即有落空感，然后缓慢进针刀，感觉刀下有轻微阻塞感，即到腱鞘囊肿的基底部，在此纵行疏通、横行剥离 2～3 刀，范围不超过 0.5cm，以免破坏囊肿的生发细胞层，然后稍提针刀，按"十"字型，分别穿破囊壁四周后出刀。

五、手法操作

医生用拇指强力按压囊肿 2 次，用纱布团压在囊肿表面，加压包扎 2～3d 后再松开。

六、注意事项

因足背侧腱鞘囊肿有的和关节腔相同，为防止感染，治疗后各治疗点用棉球或无菌纱布按压，创可贴覆盖针眼，要求24～48h 施术部位勿沾水。

第五节　跗管综合征

本病又称踝管综合征，多发于老年人，多因随年龄增长韧带弹性较低所致；其次，踝关节反复扭伤也容易发病，它与跗管所在的位置和本身结构有很大关系。该病在临床上常被误诊为风湿脚痹或末梢神经炎。针刀闭合型手术治疗，十分简便，疗效确切。

一、相关解剖

1. 跗管

【体表定位】　被检查者坐位或者仰卧位，触到内踝尖和跟骨，在两骨性标志连线之间，长 20～25mm，宽约 20mm 的区域内,为跗管的体表投影(图 4-36)。

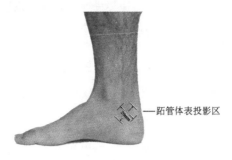

——跗管体表投影区

图 4-36 跗管

【局部解剖】 跗管是在内踝下侧的一个骨性通道,上面有分裂韧带覆盖,下面有跟骨内侧面组成的扁形管腔,中间有胫后动静脉、胫后神经、踇长屈肌、趾长屈肌通过,分裂韧带受损伤挛缩使管腔更为狭窄。管内充填有疏松结缔组织和脂肪组织。跗管内有跗部内侧屈肌支持带,支持带向跟骨发出 3 个纤维间隔,将踝管分为 4 个间隙,自前向后依次通过四组组织:①胫骨后肌腱;②趾长屈肌腱;③胫后动、静脉和胫神经;④踇长屈肌腱。

跗管周围的血管包括胫后动、静脉,在出跗管或在管内即可分为足底内、外侧动、静脉,分布于足底。

神经胫神经可分为三支如下。

(1)跟支:胫神经通过内踝后,在屈肌支持带下发出 1~2 支跟支,支配足内侧面皮肤。

(2)跗内侧支:胫神经通过踝管后发出跗内、外侧神经。跗内侧支支配踇展肌、5 个屈趾短肌、第一蚓状肌、内侧 3 个半足趾的感觉。

(3)跗外侧支:潜入踇展肌深面,通过踇展肌旁纤维弓,然后经过足跗面,支配跗方肌、外展小趾肌和外侧一个半足趾的感觉。

若踝管变形、变窄,胫神经在踝管内受压,则可产生上述 3 个神经分支的相应症状和体征,即跗管(踝管)综合征(图 4-37)。

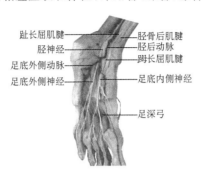

趾长屈肌腱————————————胫骨后肌腱

胫神经————————————————胫后动脉

足底外侧动脉————————————踇长屈肌腱

足底外侧神经————————————足底内侧神经

————————————足深弓

图 4-37 跗管

2. 分裂韧带

【体表定位】 被检查者坐位或者仰卧位,触到内踝尖和跟骨,分裂韧带位于内踝与跟骨内侧面之间,浅筋膜之下(图 4-38)。

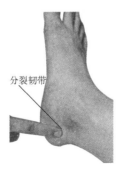

分裂韧带

图 4-38 分裂韧带

【局部解剖】 在踝部内侧有屈肌支持带,屈肌支持带在内踝后下方的增厚部分称分裂韧带,它位于内踝与跟骨内侧面之间浅筋膜之下;起于内踝尖及其后下方,止于跟骨内侧面骨膜,其下缘与足内侧深筋膜相连。此韧带为一斜形带状结构,长20~25mm,宽约20mm(图4-39)。

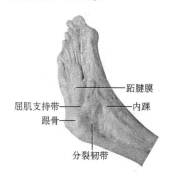

图 4-39　分裂韧带

二、病因病理

1. 跗管外原因　扭挫伤、跟骨骨折、外伤后的骨折畸形愈合等伤病后的瘢痕粘连。足部疾病,如足外翻畸形、扁平足、距骨下关节内缘的骨刺、跟骨棘球隆起等病均可引起胫神经受压。

2. 跗管内的原因　各肌腱的腱鞘炎、滑膜炎及滑膜增厚等。

3. 先天畸形　肥大增生的副踇展肌、踇展长肌筋膜纤维弓等畸形卡压跗内、外侧神经。

4. 占位性病变　如跗管内外的腱鞘囊肿、胫后静脉瘤、神经鞘膜瘤等压迫神经。

三、临床表现与诊断

1. **病史**　一般起病缓慢，多为单侧。好发于男性，特别是体力劳动者，但女性肥胖者也易发生，且多见于青壮年。

2. **疼痛**　患者多在足跖面有烧灼样、针刺样疼痛。早期症状：疼痛较轻，为间歇性，可伴有肿胀感、紧缩感、肌抽搐感等；行走或久立时则症状加重，并可伴有酸、麻、胀、痛等感觉，休息后症状缓解或消失；后期症状：随病情的加重，会出现行路时发生疼痛，呈跛行状，疼痛可向小腿放散，且休息也无缓解。夜间痛是本病的特点，常使患者在熟睡中痛醒，要起床稍加活动、按摩足部，或足露被外、垂于床缘等方能缓解疼痛。

3. **压痛**　于内踝后下方有固定性压痛，压之可有窜麻感。

4. **感觉障碍**　足底部的感觉可以逐渐减退至消失，其分布范围则依神经支受压的不同而有异。但足背无感觉障碍。足底内侧神经受压时，内侧3个半足趾；足底外侧神经受压时，为外侧一个半足趾；跟内侧神经受压时为足跟内侧的感觉减退或消失，但足背及趾背外侧无感觉障碍。两点分辨觉降低或消失是本病的一大特征，是早期诊断本病的有力根据。

5. **自主神经营养障碍**　皮肤干燥、发亮、无汗、发紫、发凉，甚至溃疡。此多为足底内侧神经受压变性所致。

6. **肌萎缩**　以踇展肌肌萎缩最明显，有时小趾外展肌与第1、2骨间肌均有萎缩。足内在肌的萎缩表现不明显，但跖趾关节的屈曲力减弱。足弓饱满如平足，有的表现为踇展肌肥大或副踇展肌出现，因而足弓平平。

四、针刀操作

1. **体位**　患者侧卧，患侧在下．患足的内踝朝上，并以沙袋垫于外踝下，使患者的体位比较舒适、稳定、术野开阔。

2. 体表标志

(1)内踝:在胫骨远端皮下,呈圆形骨性隆凸,易于见到和触及,最高点为内踝尖,见图 4-3。

(2)跟结节:为跟骨后、下部边缘的骨性隆起,是各支持带的附着处。由内踝向下后扣去,是一个很宽的皮肤凹陷区,在凹陷区的后下方,有一片条状隆起带,沿跟骨边缘走行,此即为跟结节。跟结节并不是一个单纯的、孤立的骨凸,而是沿跟骨后方四周所呈现的骨性隆起,见图 4-25。

(3)胫后动脉:踝关节外翻位,在内踝与跟骨的凹陷处的下方,仔细扣摸可触到胫后动脉的搏动,搏动的下后方即为胫神经的所在地(图 4-40)。

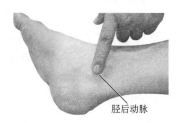

胫后动脉

图 4-40　胫后动脉

3. 定点

(1)内踝尖下后点,即内踝尖下稍后的部位定 1 点。

(2)内踝后缘上点,即分裂韧带后缘附着点的稍前处定 1 点。

(3)跟骨结节前点、后点,此两点即分裂韧带附着处两侧稍上处前、后各定 1 点。

4. 操作

(1)内踝尖后下点:刀口线与分裂韧带纤维走行方向垂直,与小腿纵轴线前下方呈 30°(即与内踝后缘平行),刀体与皮面垂直快速刺入皮肤,直达骨面。稍提起刀锋至分裂韧带之上,沿神经斜向走行的方向切开分裂韧带 2～4 刀,再予纵行疏通、横行剥离,刀下有松动感后出刀(图 4-41)。

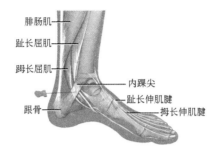

腓肠肌

趾长屈肌

姆长屈肌

内踝尖

趾长伸肌腱

跟骨

姆长伸肌腱

图 4-41　内踝尖后下点

(2)内踝后上缘点及跟骨结节前点、后点:与内踝尖下后点操作相同(图 4-42)。

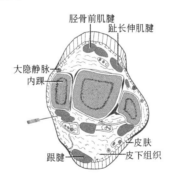

胫骨前肌腱

趾长伸肌腱

大隐静脉

内踝

皮肤

跟腱

皮下组织

图 4-42　内踝后上缘点,跟骨结节前点、后点

五、手法操作

医生以双手分别握住踝上与足背,用力做外翻动作 2～3次,以增加分裂韧带的松解度。

六、注意事项

1. 针刀操作时必须要做到刀口线与肌腱走向平行,只切开韧带组织,而不损伤血管和神经。

2. 治疗后各治疗点用棉球或无菌纱布按压,创可贴覆盖针眼,要求 24h 内施术部位勿沾水,以免发生感染。

第六节　Morton 跖骨痛

足底趾间神经病变通常发生于第 3 趾间,为趾底总神经病变。1876 年由 Morton 首先提出,故临床上多以 Morton 跖骨痛命名。病病的本质是趾底总神经在相邻的两个跖骨头和趾间深韧带与跖腱膜之间受到卡压而产生的一组症候群。

一、相关解剖

1. 足底皮肤和皮下组织

【局部解剖】　足底皮肤和皮下结构致密坚厚,浅筋膜有较多脂肪,尤其在负重部位的跟结节和第一跖骨头处更为明显。浅筋膜中有纤维束连接皮肤和深筋膜,故很致密(图 4-43)。

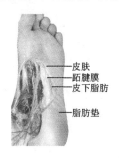

图 4-43　足底皮肤和皮下组织

2．跖间深韧带

【体表定位】　被检查者坐位或者仰卧位,触到跖骨头,跖骨头两侧的深面为跖间深韧带。

【局部解剖】　跖深筋膜在跖骨头处增厚为一坚韧的韧带,连接各跖骨头的跖面,亦称跖间横韧带,其前缘有明显的锐缘,趾足底总神经在此边缘的远侧分成两支趾神经。趾足底总神经易在此处被卡压。

3．足底的神经和血管

【局部解剖】　足底趾总神经为足底内、外侧神经的终末感觉支,通过跖横韧带跖面至趾端,支配第3趾蹼缘皮肤。该神经向前在第3趾蹼处分成第3趾腓侧趾固有神经和第4趾胫侧趾固有神经,后方是足底内、外侧神经的连接部。所以,在屈趾时足底趾总神经到第3趾蹼的分支被移向近侧,但受远端牵拉力限制。足底趾总神经通过第3、4跖骨间韧带的浅面,亦受该韧带限制。足底趾总神在跖骨头水平处又分为两支趾神经,支配足底内侧和内侧3个半足趾底面的皮肤。血管为胫后动脉的终支,与同名神经同行,见图4-31。

二、病因病理

1．本病发病率男、女比为1:9,以女性为主。女士穿尖头高跟皮鞋,造成趾足底总神经被卡压,是最常见的原因。

2．足部畸形,足弓平坦或高弓畸形、跚趾功能有缺陷,将使跖骨头处遭到重压而使趾足底总神经受到卡压。

3．疾病所致,以类风湿关节炎最为常见,多为趾足底总神经被发炎的滑膜和趾骨头间的滑液囊肿挤压而发病。

4．占位病变,如跖骨头处的任何一种肿瘤均可压迫趾足底总神经而致病。

综上,趾足底总神经卡压综合征的发病机制,从根本上说是由于趾足底总神经受到跖间深韧带锐利的前缘挤压所致,这是一种慢性积累性损伤。趾足底总神经可因"肿大-卡压-肿大"等恶性循环,导致卡压综合征的发生。

三、临床表现与诊断

1. **病史** 慢性起病,个别有突然发病者。女性多,且大多数是类风湿性关节炎并发症。

2. **疼痛** 初发时跖骨下方有阵发性灼痛或剧烈疼痛。疼痛多发于第3—4趾的相对面,次之发生于第2—3趾的相对面,发生在第1—2、4—5趾相对面者很少见。穿硬底鞋或尖皮鞋行走时疼痛加重,休息或脱鞋后疼痛立刻减轻,疼痛发作与天气有关,热时痛重,冷时痛轻。病情增重后,常发生夜间痛,甚至可在熟睡中痛醒。疼痛可向足底、足面放散,有时也可向小腿后侧、髋部放散。

3. **感觉异常** 在患足底足趾相对面的病变部位可有感觉迟顿、消失,或在趾蹼间出现异样感觉。

4. **压痛** 在病变足底部相邻跖骨头之间有明显的压痛,并向足趾放射。横向挤压跖骨头,可引起患病趾蹼间隙产生剧痛。

四、针刀操作

1. **体位** 患者俯卧位,踝关节下方垫一薄枕,使足部平稳、舒适。

2. **体表标志**

(1)趾蹼:位于跖趾关节远端各趾分开之前的皮肤连接处。趾蹼根部并非与跖趾关节在同一条线上,如同手的指蹼根部不在掌指关节线上一样,应予注意(图4-44)。

(2)跖趾关节:屈、伸跖趾关节,可清楚触及(图4-45)。

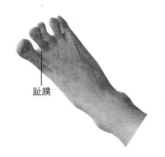

图 4-44 趾蹼

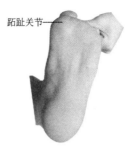

图 4-45 跖趾关节

3. 定点

(1)跖骨头间压痛处两侧点,即定点于跖骨头侧面的骨缘上,可定多点。

(2)病变处硬结点,即患病部位硬结处定点,可定多点,其治疗操作更为直接。

4. 操作

(1)跖骨头间压痛处两侧点:刀口线与足的长轴平行,刀体与皮面垂直,快速刺入皮肤、皮下组织,达跖骨头骨面。调整刀锋至跖骨头边缘骨面上.提起刀锋,沿骨缘切开跖间深韧带2～4刀。行纵行疏通、横行剥离,刀下有松动感后出刀。对侧跖骨头点同法操作(图 4-46)。

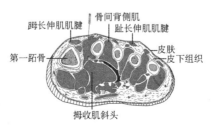

图 4-46 跖骨头间压痛处两侧点

(2)病变处硬结点：刀口线与足纵轴平行，刀体与皮面垂直，快速刺入皮肤、皮下组织，达到硬结处．行纵行切开 2～4 刀，再给予横行剥离，刀下有松动感后出刀。术者以两手拇指挤压和分离趾蹼间软组织，进一步的松解跖间深韧带。

五、手法操作

术者以两手拇指挤压和分离趾蹼间软组织，进一步的松解跖间深韧带。

六、注意事项

1. 本病虽不多见，但应注意早期诊断，及时治疗。操作时要仔细体会趾足浅横韧带松解时的感觉，当有明显松解时，治疗已经成功。

2. 治疗后各治疗点用棉球或无菌纱布按压，创可贴覆盖针眼，要求 24h 内施术部位勿沾水，以免发生感染。

参考文献

柏树令.2010.系统解剖学.7版.北京:人民卫生出版社.

郭长青,黄怡然,付达尔丽.2013.体表解剖图谱.北京:人民军医出版社.

郭世绂.2001.骨科临床解剖学.山东:山东科学技术出版社.

金绍岐.2007.实用外科解剖学.西安:世界图书出版社.

庞继光.2011.针刀医学基础与临床.2版.深圳:深圳海天出版社.

彭裕文.2010.局部解剖学.7版.北京:人民卫生出版社.

王令习,王静.2012.针刀临床安全操作手册.北京:人民卫生出版社.

吴绪平.2009.针刀治疗踝部疾病.北京:中国医药科技出版社.

吴绪平.2009.针刀治疗膝部疾病.北京:中国医药科技出版社.

吴绪平.2009.针刀治疗肘部疾病.北京:中国医药科技出版社.

张朝佑.2009.人体解剖学.3版.北京:人民卫生出版社.

张天民.2009.针刀治疗腕手部疾病.北京:中国医药科技出版社.